SYSTÈME DENTAIRE

DES MAMMIFÈRES

ET

DES OISEAUX.

AVIS DE L'ÉDITEUR.

M. Crevot, prévoyant quelques retards dans la confection des planches s'appliquant à la deuxième partie de cet ouvrage, s'est déterminé à en publier la première.

La seconde livraison se composera du Système dentaire des mammifères, ou *de la formation, de la détermination et des rapports de leurs diverses sortes de dents, principalement en ce qui concerne les dents antérieures des rongeurs et les dents molaires des pachydermes.*

IMPRIMERIE DE LACHEVARDIERE FILS,
succ. de Celot, rue du Colombier, n. 30.

SYSTÈME DENTAIRE

DES MAMMIFÈRES

ET

DES OISEAUX,

SOUS LE POINT DE VUE DE LA COMPOSITION ET DE LA DÉTERMINATION DE CHAQUE SORTE DE SES PARTIES,

EMBRASSANT SOUS DE NOUVEAUX RAPPORTS LES PRINCIPAUX FAITS DE L'ORGANISATION DENTAIRE

CHEZ L'HOMME,

PAR E. GEOFFROY SAINT-HILAIRE.

UTILITATI. *Vide infra*, p. 48.

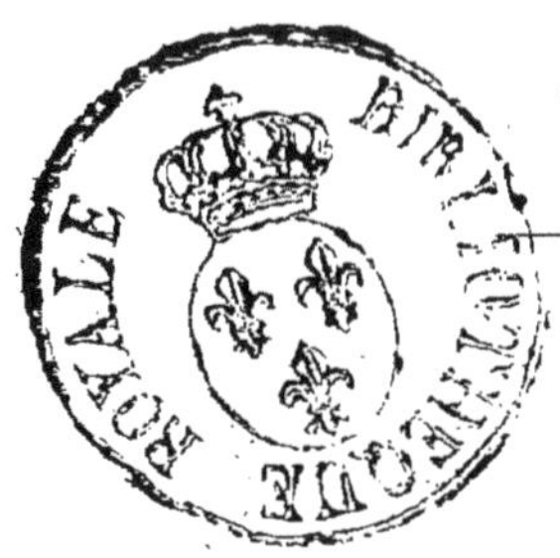

A PARIS,

CHEZ CREVOT, LIBRAIRE-ÉDITEUR,

RUE DE L'ÉCOLE DE MÉDECINE, N. 3,

PRÈS CELLE DE LA HARPE.

1824.

PREMIÈRE PARTIE.

DE L'EXISTENCE

D'UN

APPAREIL DENTAIRE

CHEZ LES OISEAUX,

PRINCIPALEMENT OBSERVÉ CHEZ LE PERROQUET,

OU

SYSTÈME DENTAIRE

DES OISEAUX.

Qu'il y ait un véritable système dentaire chez les oiseaux, c'est à croire, dira-t-on, *quand les poules auront des dents*. Pour rendre cette plaisanterie moins vulnérable, je vais au-devant. Je répugne d'autant moins à m'exécuter de bonne grâce, que chaque jour mon terrain s'étend et s'affermit davantage; que je puis aussi, comme le sculpteur grec, contempler avec quelque satisfaction le fruit de mes derniers labeurs, me commettre à ses destinées, et j'entends, par cette figure, me fier à mes propres conceptions, à des

1.

règles dont je n'ai plus désormais à redouter l'entraînement.

En effet, s'il m'était arrivé, au commencement de ma carrière, de pressentir l'universalité de ce système d'organisation (1), agissant alors sous l'inspiration de ma *théorie des analogues*, être naissant alors et ne répandant encore sur les routes qu'une bien faible lumière ; présentement que cette théorie n'est plus une simple présomption scientifique, que j'ai été parfaitement compris de tous les esprits occupés de méditations philosophiques, et que l'*unité de composition organique*, aperçue maintenant comme le plus grand fait de la nature vivante, est devenue le point de départ de toutes les recherches de quelque importance en anatomie et en physiologie, je craindrais encore d'encourir les reproches d'une téméraire confiance ! je pourrais agir avec timidité, à l'égard de ce pressentiment, qu'aucun animal de l'embranchement des vertébrés, soit oiseau et tortue parmi les ovipares, soit pangolin et myrmécophage parmi les vivipares, n'est, dans l'essentiel du système dentaire, soustrait aux conditions du type général !

Non, sans doute : et je n'aperçois même de

(1) *Annales du Muséum d'histoire naturelle* tom. X, page 364.

difficultés touchant la question de ce mémoire, qu'en venant à l'aborder et à en donner les éléments. J'y aperçois cette difficulté, en effet, que je me trouve tout d'abord engagé dans une sorte de lutte avec ce que les moralistes appellent la *sagesse des nations*, avec la sanction que les proverbes ont obtenue du temps; sanction des siècles, dont je suis loin de méconnaître l'imposant caractère. Cependant ce qui me rassure, c'est que déjà plusieurs de nos vieux adages sont abandonnés. On ne promet plus maintenant des merles blancs, par exemple, pour exprimer une impossibilité absolue, puisque de tels oiseaux ont été vus; et l'on peut juger au contraire, au mouvement qui entraîne vers les recherches positives tous les bons esprits, qu'on ne s'expose à aucun danger en se livrant aujourd'hui à l'examen de ce qui n'aurait encore pour soi que le caractère d'une idée préconçue, de fondement que des habitudes invétérées.

CHAPITRE PREMIER.

FAITS.

Mes premières informations touchant les dents des oiseaux (1) me vinrent du lieutenant-colonel comte des Escotais, notre consul-général au Cap. M. des Escotais, pour continuer en cette résidence (Paris) à l'histoire naturelle les bons offices qu'il lui avait rendus en Afrique, et dont a si habilement profité notre intrépide voyageur, M. Delalande (2), prit la peine de venir m'apporter deux fœtus de perroquet, de l'espèce dite la *perruche à collier*. Il en possédait un couple ramené du Cap, ainsi que d'autres animaux. La femelle pondit quatre œufs et les couva. Deux se développèrent; mais les fœtus qui en provin-

(1) Ce mémoire a été lu à l'Académie royale des sciences le 11 juin 1821. *Voyez* la NOTE n° 1 de l'APPENDIX.

(2) Il vivait, cet excellent jeune homme, doué du génie des sciences, animé du plus généreux dévouement pour ses amis; il vivait, quand j'écrivis ce mémoire. Quel vide sa perte laisse dans mon intimité! mon âme se brise à ce souvenir.

rent ne purent réussir à briser leur coquille : ils me furent remis le 26 avril 1821 (1).

DENTS VISIBLEMENT SÉPARÉES CHEZ LE PERROQUET NAISSANT.

Nous nous aperçûmes, M. Delalande (2) et moi, que les deux bords des demi-becs étaient garnis de dentelures. Notre habile peintre, M. Huet, se trouvait en ce moment auprès de nous ; nous le priâmes de nous dessiner de suite ces dentelures, sans le prévenir, jusqu'à ce qu'il eût terminé son premier croquis, de l'objet de nos préoccupations.

Le dessin de M. Huet est sous les yeux de l'Académie (*voyez* la pl. ci-jointe); on y a grossi et porté les objets au sextuple. La figure 1re donne le profil des deux demi-becs, et les n[os] suivants les donnent de face ; savoir, 2 et 3 pour le demi-

(1) Voyez l'APPENDIX, NOTE n° 2.

(2) Car nous ne cessons d'observer ensemble : depuis son retour du Cap, M. Delalande, plutôt mon ami que l'aide-naturaliste attaché à mon professorat, s'associant comme par le passé à mes travaux, est venu les renforcer par le secours de ses assiduités comme mon collaborateur, et par l'habileté surprenante de son scalpel comme prosecteur.

(Cette note est désormais malheureusement sans objet, mais elle a été écrite sous les yeux de l'ami le plus dévoué, elle lui a été agréable : ma douleur l'a respectée ; qu'on veuille bien me le pardonner. — 2 mars 1824.)

bec supérieur, et 4 et 5 pour le demi-bec inférieur. Enfin, ces parties sont vues, n°s 2 et 4, par le dehors, et n°s 3 et 5, du côté intérieur.

Tout le pourtour des mâchoires est garni de dents, ou plutôt, pour rester, quant à l'expression, dans les limites de l'observation oculaire, tout ce pourtour est garni de corps blancs, ronds et plus larges à l'extrémité. C'est une régularité, notamment à la mâchoire supérieure, qui rappelle tout-à-fait le système dentaire des mammifères. Les bulbes du fond de la bouche sont écartés, ceux de devant ou du milieu contigus. Une singularité à remarquer, c'est que les dents sont en nombre impair, l'une d'elles, soit en bas, soit en haut, occupant la ligne médiane.

Ce serait le premier fait de ce genre qu'on eût observé, si je ne l'avais déjà constaté dans la monstruosité de l'espèce *cochon* qui fait partie de mon genre *rhinencéphale* (1).

La mâchoire supérieure montre très distinctement (figure 3) dix-sept de ces corps, bulbes ou dents; les neuf dents centrales et terminales passent à la forme carrée des incisives; ce qui résulte d'un aplatissement latéral provoqué par leur con-

(1) *Philosophie anatomique*, tom. II, ou *Monstruosités humaines*, page 93.

tiguïté et par un défaut d'espace, et les huit autres (c'est-à-dire les quatre de chaque côté et au fond de la bouche) sont au contraire de forme ronde, comme il arrive de l'être à toutes dents quand elles ne se touchent pas, tant chez les mammifères que chez les reptiles et les poissons.

Les dents de la mâchoire inférieure, fig. 4 et 5, sont au nombre de treize; bien que contiguës, elles sont hémisphériques : la plus grosse est la dent unique de la ligne médiane, point d'où les autres décroissent ensuite insensiblement.

Voilà ce qu'une observation attentive vient de me faire connaître, et ce qui est rendu avec une si grande netteté dans mon dessin. Cependant ceci ne doit être encore considéré que comme une apparence, et par conséquent que comme une simple probabilité en faveur de l'existence d'un véritable système dentaire chez les oiseaux. J'ai dû chercher à savoir ce qui en pourrait être véritablement, et y appliquer l'investigation anatomique.

NOYAUX DENTAIRES POURVUS DE NERFS ET DE VAISSEAUX PROPRES.

Le dessin achevé, je pensai à cette recherche: je ne voulus y consacrer qu'un de mes deux sujets, et je désirai une coopération telle que me la promettaient les talents de M. le docteur Serres, dont on sait que la réputation de grand anatomiste date de son beau travail sur l'anatomie et la physiologie des dents.

Nous disséquâmes ensemble les maxillaires d'un de nos fœtus : la peau s'arrêtait au même point que chez les sujets adultes et venait également se perdre sur l'enveloppe qui (comme dans un âge plus avancé) coiffe extérieurement les demi-becs des oiseaux. Quand nous eûmes enlevé ces enveloppes, nous ne vîmes plus des dentelures aussi prononcées que dans le dessin, mais seulement leurs traces sur la tranche des maxillaires. Car là étaient, bien qu'avec quelque confusion, les véritables germes de dents, ou du moins leurs noyaux pulpeux. Nous occupant d'examiner les nerfs et les vaisseaux de ces globules, nous fûmes très surpris d'apercevoir à la mâchoire inférieure une autre série de bulbes plus séparés, plus apparents, parfaitement sphériques (1), que nous pûmes à volonté déplacer et replacer, chacun d'eux étant retenu par un cordon formé de ses nerfs et de ses vaisseaux. En

(1) Si cette observation eût été faite sur un mammifère, on eût vu là les rudiments d'un second appareil dentaire destiné à remplacer le premier, à succéder à des dents de lait.

cet état ces bulbes nous parurent être tout-à-fait dans la condition des germes dentaires d'un fœtus humain qui ne serait parvenu qu'à deux ou trois mois de formation. Qu'ils n'aient pu trouver place sur la tranche des maxillaires, c'est une circonstance curieuse, conforme au surplus à ce qui se passe fréquemment ailleurs, et dont l'analogie nous paraîtra plus tard encore mieux se soutenir, lorsque nous en viendrons à savoir que ces dents, de treize à l'origine, s'élèvent à dix-sept dans l'adulte.

Le mode d'articulation par suture écailleuse des pièces osseuses devient l'occasion qui, chez les oiseaux, facilite l'établissement d'une gorge alvéolaire. Celle-ci, à la mâchoire inférieure, se compose en effet de l'intervalle que laissent entre eux les éléments associés deux à deux : or, c'est entre la double série de leurs lames, genre de groupement qu'affectent les éléments maxillaires, que nous vîmes le chapelet des bulbes dentaires dont il vient d'être question.

Enfin, ayant donné une grande attention à ce qu'était l'enveloppe extérieure des maxillaires, je n'en ai pu méconnaître l'état de primitive formation ; car on n'aperçoit alors aucune trace d'épiderme ou de matière cornée. Ces coiffes m'ont paru consister en un tissu fibreux, d'une blancheur, d'une transparence et d'une ténacité très remarquables. Ce sont tous ces caractères que présentent, suivant moi, les dents des mammifères avant qu'elles aient percé les gencives, et remarquez ce que présente la partie même de ces dents destinée à se convertir en émail.

Or, si l'organisation continue dans les âges suivants à procéder par des développements analogues, ce qu'on a considéré comme un bec de corne chez les oiseaux ne serait donc qu'une des modifications possibles de l'émail, et, *vice versâ*, ne serait que la couche extérieure, la capsule dentaire (polie quant à la partie libre au dehors, brute dans le cas contraire); ne serait, dis-je, à une époque de la série des développements, qu'un réseau fibreux, au fond, de même nature que la corne; qu'un réseau fibreux que sa solidité aurait long-temps, et jusqu'aux travaux de M. Cuvier sur ce sujet, fait prendre pour l'os dentaire lui-même.

VESTIGES DE L'ORGANISATION DENTAIRE RETROUVÉS CHEZ LE PERROQUET ADULTE.

Je reviendrai plus bas sur cet aperçu : sachons présentement ce qu'il reste chez l'adulte des considérations observées chez le fœtus. Or voici ce que j'ai remarqué, et ce que j'ai cherché à rendre plus apparent en le faisant aussi dessiner plus grand que nature.

Les figures numérotées de 6 à 11 représentent diverses parties des mâchoires d'un *ara-bleu* adulte ; nous allons donner ces nouveaux faits dans l'ordre où les montre notre planche. Ces figures sont destinées à rendre compte de la texture de ce que jusqu'à présent on a nommé *partie cornée des mandibules*.

Le n° 6 représente, vue en dedans, la portion cornée du demi-bec inférieur ; et à ce sujet je ferai les trois remarques suivantes : 1° que cette portion cornée n'est nullement dans des rapports d'épaisseur, de structure et de liaison avec l'épiderme qui coiffe en-deçà toute la partie visible de l'os maxillaire ; 2° que la surface intérieure est colorée par des traits représentant des filets sous forme de fer de lance, droits, parallèles et disposés comme des dents ; 3° enfin, que chaque filet est, au-delà de sa pointe, couronné par un cercle très régulier dont le centre est percé. Il y a dix-sept de ces traits et de ces ouvertures, nombre excédant de quatre celui des dents que j'ai comptées sur notre fœtus à la mâchoire d'en bas, et nombre égal à celui de ses dents supérieures.

Il restait à savoir si ces ouvertures pénétraient profondément dans la substance cornée ; et les coupes numérotées 7, 8, 9, 10 et 11 nous l'apprennent. La figure 8 est la même pièce que n° 6, mais elle est vue par l'autre face, par conséquent à l'extérieur. Une moitié est dans l'état naturel ; elle est lisse et d'une teinte uniforme. L'autre moitié est fendue par le travers, et en nous montrant autant de canaux droits, lancéolés et parallèles que nous avons tout à l'heure compté de filets, cette coupe nous donne la raison des couleurs visibles à la face intérieure. Chacun de ces tubes aboutit aux ouvertures dont nous avons parlé plus haut.

Notre figure 8 montre deux de ces tubes (*a, a,*) évidés et les autres (*i, i, i,*) remplis : dans le vivant, les tubes sont tous également remplis par un tuyau cartilagineux enfermé dans une gaîne membraneuse. La coupe de ce petit appareil, opérée naturellement par usure dans un âge avancé, forme l'objet des cercles également décrits plus haut, et visibles fig. 6.

Les n°s 7 et 9, s'appliquant à la portion cornée de la mandibule supérieure, montrent les mêmes dispositions ; celles-ci prouvent que plus de longueur en ce lieu ne nuit en rien à la régularité des développements.

Mais, de plus, j'attache quelque importance à la considération d'une circonstance de ce tissu corné, circonstance qui est observable à la face externe, figure 7, sur la gauche du dessin, et à la face interne, figure 9, et qui se rapporte à des traits droits et parallèles qui, de l'un et de l'autre côté, se rendent d'avant en arrière obliquement sur la ligne médiane. J'attache du prix à cette considération, à cause de la généralité du fait. Le palais d'un grand nombre d'animaux est en effet tapissé de rides semblables, dont les différences d'une espèce à l'autre ne consistent guère que dans le plus ou le moins d'épaisseur de l'épiderme ou de la lame cartilagineuse qui forme le tranchant de la ride. Ce qui n'est qu'une série de tranchants aigus, portée ailleurs sur d'épais téguments, acquiert chez les oiseaux une prédominance remarquable aux dépens des téguments, lesquels disparaissent entièrement. Dans le perroquet, cette composition forme une seule masse, sauf les stries qu'expriment nos dessins. Dans les canards, au contraire (*voyez* figure 15), ces stries existent seulement dans le pourtour du bec, mais avec un caractère de divisions plus prononcé.

DE L'EXISTENCE CHEZ LE SOUCHET DE LAMES CORNÉES ANALOGUES AUX FANONS DES BALEINES.

Que ces divisions soient encore et plus profondes et plus nombreuses, comme dans les espèces du genre *souchet*, figure 14, nous arrivons par une gradation insensible aux fanons des baleines. Ce rapport, qui ramène ainsi à l'unité de formation l'une des plus grandes singularités de la nature, serait encore à chercher, sans la connaissance que nous avons présentement du mode de fixation des fanons sur les maxillaires et sur le palais des baleines ; connaissance dont nous sommes redevables aux soins éclairés et au courage persévérant de M. Delalande. C'est le premier voyageur qui, rapportant jusqu'à dix mille insectes, puis des plantes, des poissons, des reptiles, des oiseaux, des mammifères à proportion, et enfin les plus grands animaux, comme des girafes, des hippopotames, des rhinocéros, ait encore ajouté les squelettes de trois baleines à une aussi précieuse cargaison.

Qu'il y ait un oiseau avec fanons, et que ses rapports sur ce point avec les baleines s'étendent jusqu'au mode de fixation des lames cornées des mandibules, c'est de toute évidence pour le souchet. L'intérêt philosophique de cette observation m'a engagé à mettre un de ces oiseaux sous les yeux de l'Académie, et à essayer d'en donner une idée par la figure n° 14.

DISTRIBUTION DES VAISSEAUX EN DEDANS DES MAXILLAIRES.

Ayant réussi à fendre exactement par le milieu une partie de la substance cornée d'un demi-bec inférieur de perroquet et la portion du maxillaire qui lui sert de noyau, je suis parvenu à isoler toutes les parties molles, nerfs et vaisseaux. Je montre les canaux qui remplissent leurs troncs communs, pour, de là, distribuer ensuite leurs rameaux dans chaque sillon alvéolaire. (Voy. *a*, *b*, *c*, figure 11.) J'avais aussi fait représenter les maxillaires entièrement dépouillés d'enveloppes, pour qu'on pût apercevoir les alvéoles creusées dans la substance même de l'os, mais je me suis borné dans la planche *première*, pour éviter un double emploi, à en donner l'équivalent dans le canard. En effet, on voit de ces trous alvéolaires à l'extrémité du bec et sur les flancs en *o*, *o*, *o*, fig. 15. On a conservé sur tout le côté gauche les enveloppes qui dans l'état frais le garnissent : telles sont les stries, *n*, *n*, *n*, qui sont si nombreuses, mais qui, n'offrant pas une aussi grande saillie que dans le souchet, ne sont qu'un état rudimentaire des filets alongés représentés fig. 14.

Enfin, je dois terminer tout ce qui se rattache aux faits rendus visibles par notre planche. Il ne faut pas croire qu'il y ait une grande différence dans les tuyaux latéraux et ceux du centre; ce qu'à un examen superficiel des figures 7, 8 et 9, on pourrait se hasarder de conclure. Les apparences différentes des cavités *o, o,* et *p, p,* tiennent uniquement à la coupe différemment opérée dans la substance même des pièces: si la coupe a prolongé les canaux, en les séparant par le milieu, ils se montrent longs, comme en *p, p;* et si, au contraire, la coupe les a tranchés obliquement, on obtient des ouvertures petites et elliptiques; mais à l'égard d'une coupe exactement transversale, elles sont au contraire circulaires, comme on le voit en *q, q,* figure 7.

CHAPITRE II.

PHILOSOPHIE.

Je vais dire présentement comment je conçois que ces révolutions sont amenées par l'âge, que des parties si évidemment distinctes dans les fœtus se confondent plus tard, chez les oiseaux.

J'ai retrouvé les mêmes faits dans l'oie et dans quelques congénères ; et, ayant eu plusieurs sujets à sacrifier, j'ai suivi chez ces oiseaux, aussi bien que chez les perroquets, la marche des développements. On va voir que toute la différence, des oiseaux comparés aux mammifères, porte uniquement sur un mode différent d'association des éléments dentaires.

INFLUENCE DES MAXILLAIRES.

Pour que ma pensée soit exposée avec toute la clarté désirable, je prie qu'on veuille bien me permettre de reprendre les choses d'un peu plus haut.

Chez les mammifères caractérisés par la brièveté du museau, les maxillaires gagnent en largeur ce que ces parties perdent en longueur ; et alors c'est en dedans de leurs lames, suffisamment espacées pour cela, que les vaisseaux sanguins et les nerfs de la partie antérieure du crâne se terminent en pulpe dentaire, et celle-ci en une coiffe durcie, qui est proprement la dent. Les poussées qui se contrarient, savoir, de la dent, en grandissant, sur les parois des maxillaires, et des lames maxillaires par la résistance qu'elles opposent au développement du corps nouvellement produit, portent en dehors, sur le lieu de la moindre résistance et conséquemment sur la ligne alvéolaire, ce corps nouvellement formé; c'est-à-dire, y portent ces mêmes dents qui, continuant à s'accroître, n'en deviennent que plus étrangères au système circulatoire, duquel cependant elles émanent.

Dans les oiseaux dont les maxillaires perdent au contraire en épaisseur ce qu'ils ont si grandement acquis dans le sens de la longueur, on retrouve toujours, il est vrai, une même disposition, puisqu'il n'est saisissable sur ce point qu'une différence de proportion entre les parties constituantes; mais ces différences, en apparence de peu d'importance, en produisent finalement une bien réelle. Il n'y a plus entre les lames des maxillaires d'emplacement suffisant que pour contenir la plus petite partie des germes dentaires. Le grand nombre n'attend pas cette poussée qu'auraient eue à exercer les parois des maxillaires : presque tous sont en effet disposés originairement sur tout le bord des mandibules.

FORME ET OBJET DES DENTS A LEUR NAISSANCE.

Que les dents soient plus tard des moyens de mastication, c'est là une bonne fortune dont ne manquent point de profiter les animaux qui en sont pourvus (1); mais quand les formations dentaires commencent à paraître chez le fœtus, ce sont de véritables organes de fœtus, dans ce sens qu'elles naissent pour donner un mode de terminaison au système circulatoire des parties avancées de la tête. Et, en effet, privez-en le fœtus, et les artères encéphaliques se subdivisent en rameaux qui se prolongent indéfiniment : ou mieux, il n'y aura plus de fœtus ; car l'aorte ascendante sera sans limitation régulière (2).

(1) Voyez, pour le développement de cette idée, la NOTE n° 3 de l'APPENDIX.

(2) Chaque organe des sens constitué l'est au même titre

Si, primitivement et plus essentiellement, c'est là l'objet de l'appareil dentaire, on concevra comment, dans les oiseaux, le système circulatoire ne se borne pas à aboutir en dedans des maxillaires, pour arriver par un second effort sur la ligne alvéolaire. La respiration étant plus énergique dans cette classe d'animaux, et la circulation développant son action dans une raison directe et proportionnelle, il est tout simple que les vaisseaux atteignent une limite plus reculée chez les oiseaux : c'est la même cause qui les revêt de plumes, au lieu de poils, de parties grandes et rameuses, au lieu de brins filiformes d'une composition restreinte et rudimentaire.

Ainsi, gêne d'une part par défaut d'espace en dedans des maxillaires, de l'autre, impulsion plus grande des jets sanguins; c'en est assez pour concevoir comment il arrive aux noyaux pulpeux d'occuper le bord, non concave, convexe au contraire des maxillaires.

D'après l'explication que nous venons de don-

que la dent, sauf que, les premiers à paraître, ils donnent tout aussitôt une limitation à de plus gros troncs vasculaires. Dans ce sens, les yeux si gros à une époque fœtale, qu'ensemble ils forment chez les oiseaux le quart du volume total, sont des organes indispensables à la formation de l'embryon. Voyez *Philosophie anatomique*, tom. II, p. 317.

ner, à quoi se réduit élémentairement la notion d'une dent? Je déclare d'abord partager entièrement les vues si savamment exposées par Coïter dans son *Spicilegium anatomicum;* par Hérissant, dans les *Mémoires de l'académie des sciences;* par M. le baron Cuvier, dans ses *Animaux fossiles*, article *éléphant;* et par mon excellent et savant ami M. Serres, dans sa *Nouvelle théorie de la dentition.* La dent est un produit de transsudation, un corps inorganique (anatomiquement parlant, expression de M. Serres), une masse composée de couches successives, où il n'est rien qu'on puisse comparer à du tissu osseux, si ce n'est peut-être une première étoffe cartilagineuse.

Plus ou moins de ces couches, plus ou moins d'épaisseur, ne sont d'aucune importance quant au point de vue sous lequel j'envisage les dents. Ce qu'il reste d'essentiel, de radicalement nécessaire, de vraiment constitutionnel, c'est de fournir une coiffe, un cornet, pour la pulpe dentaire, et de plus, d'être au fond d'une substance à résister aux éléments ambiants du monde extérieur, comme le font l'épiderme, la corne ou l'ivoire.

Que m'ont fait connaître dans le perroquet adulte les faits d'observation précédemment exposés? J'ai vu clairement, répandue tout le long des deux tranches maxillaires, une série de cornets creux et alongés, une suite de cavités dentaires. Une lame interne, celle qui emboîte le noyau pulpeux, est d'un tissu fibreux, blanc, dur comme un feuillet de coquille d'œuf; la lame extérieure est plus lisse et plus vitreuse; elles forment ensemble un corps en tout semblable au chapîteau de la dent du mammifère, peu avant qu'elle sorte de la gencive. Qu'on examine ce chapiteau sans prévention, on le jugera d'un tissu corné, d'un blanc bleuâtre, transparent, ayant les qualités et chimiques et physiques du tissu qui emboîte les maxillaires d'un oiseau nouveau-né.

Mais, peu après, ces corps, d'abord identiques à tous égards, perdent ce caractère d'homogénéité; car l'un passe à la condition d'émail, quand l'autre conserve à toujours son état primitif de substance cornée. Je n'examinerai pas s'il faut attribuer ce changement, qui date de l'entrée des animaux dans la vie de respiration aérienne, à l'énorme différence des systèmes respiratoires des deux classes, et par suite à une différence proportionnelle dans l'état chimique du sang. Je me borne à rapporter les faits, tels que l'observation les donne à connaître.

ORGANISATION DENTAIRE CHEZ L'ÉLÉPHANT.

Continuons à recueillir ces faits et à en suivre les déductions. La vraie méthode, pour savoir davantage au sujet des dents, était, non seulement d'en étudier comparativement les principales modifications, mais, de plus, de se porter de préférence sur l'organisation la plus riche. Or, c'est ce dont M. Cuvier s'est acquitté avec un rare bonheur; il a vu l'organisation dentaire là où elle est parvenue au maximum de volume et de développement, dans l'éléphant.

Ce que nous font connaître avec évidence toutes les lames dentaires de la molaire d'un éléphant, avant qu'elles soient sorties des maxillaires, c'est le même mode pour acquérir de l'épaisseur. Rien ne leur est fourni du pied, mais tout leur arrive du sommet, à travers la coiffe du noyau dentaire, par une transsudation s'exerçant de l'intérieur sur l'extérieur. Les molécules s'unissent, au noyau et entre elles, par voie de cristallisation; et je n'entends pas le dire ici par figure: j'y vois au contraire un arrangement qui répète la formation des stalactites; c'est le même travail, c'est la même cassure vitreuse, c'est la même apparence extérieure, c'est enfin le même mode de réunion (1). Les stalactites, en grandissant, s'atteignent et se groupent par une sorte de juxta-position; les lames dentaires de l'éléphant, gagnant de l'épaisseur, arrivent aussi à se toucher, et se soudent les unes aux autres de la même manière. On a donné à cette substance singulière divers noms; M. Tenon celui de cortical osseux, et Blake celui de *crusta petrosa*.

Précisons ces faits. Chaque pièce élémentaire de la molaire d'un éléphant est un sac aplati, durci, fermé à son sommet, ouvert à sa base, lequel coiffe un noyau pulpeux, dont la forme aplatie et préexistante a déterminé celle de son enveloppe. Cette coiffe du noyau pulpeux, du moment qu'elle a acquis une consistance pierreuse, est une dent. Patrice Blair (2), voyant ces lames transversales séparées dans les arrière-mâchoires de l'éléphant, a soutenu qu'on ne leur devait que le nom de *rudiments de dents* : mais, parti d'un point de vue plus élevé, je suis conduit à une tout autre conséquence. Car il me paraît que, s'il n'y a de dents que pour abriter et coiffer le noyau pulpeux, tout autant que l'on trouvera

(1) Je donne un plus grand développement de cette idée dans une NOTE de l'APPENDIX, n° 5.

(2) *Trans. philos.*, tom. XXVII, n° 326, pag. 116.

de ceux-ci, on devra compter autant d'enveloppes, et de dents conséquemment.

On a des observations sur le nombre de ces lames ou de ces dents partielles, et sur leur augmentation successive, de manière à savoir que la seconde dent générale se compose de plus d'éléments que la première; nombre variable et progressif, qui est, dans l'éléphant d'Asie, successivement quatre, huit, douze, seize, vingt et vingt-trois; et c'est, enfin, quand ces lames ou dents partielles ont acquis toute leur épaisseur possible, qu'elles sont soudées les unes aux autres et qu'elles composent ensemble ce qu'on appelle la *dent molaire* de l'éléphant. Je persiste à croire, ne pouvant admettre l'idée de Patrice Blair, qu'il eût été plus convenable d'appeler cet ensemble de choses les *dents assemblées*, ou du moins la *dent composée* de l'éléphant.

Il ne m'appartient de ces faits que le nouveau jour sous lequel je viens de les considérer; acquis à la science depuis long-temps, je n'ai pas fait de difficulté de les retracer avec quelque longueur, parceque, de ces faits bien établis, on passe, par une nuance insensible, à ceux de même ordre chez les oiseaux, aux nouveaux faits de ce mémoire, et, par suite, à la conclusion philosophique à en déduire.

GROUPEMENT ET ADHÉRENCE DES ÉLÉMENTS DENTAIRES.

Les perroquets montrent sur la tranche de leurs mâchoires une série régulière de cavités dentaires, une suite de cornets coiffant exactement une quantité de noyaux pulpeux. En considérant à part chacun de ces éléments dentaires, je reste frappé de leur analogie avec les éléments dentaires de l'éléphant. Comme forme, point de rapports : car la pièce est conique chez l'oiseau, et elle est quadrilatère chez l'éléphant ; mais c'est ici une circonstance d'autant plus indifférente que la forme conique, propre à l'oiseau, est le plus souvent reproduite chez les mammifères, et qu'elle l'est toujours invariablement, quand les éléments dentaires sont à distance ; ce qui est le fait de quelques mammifères (chauve-souris, phoques et cétacés), des reptiles et des poissons. Comme connexions, les parties dentaires se suivent exactement ; or, elles sont pareillement distribuées en séries, et engagées dans une seule masse considérable. Nous ne voyons dans ce fait qu'un résultat, celui d'une tendance générale à l'agrégation. C'est, chez l'oiseau aussi bien que chez l'éléphant, une soudure de parties et une soudure produite de même par suite d'épaississement à l'extérieur.

Toute l'arcade dentaire participe à cet événement dans l'oiseau, dira-t-on; mais, dans l'éléphant, il n'y aurait que les dents mâchelières : et de plus, ce qui se transsude du dedans en dehors, ce qui est sécrété pour opérer ces curieuses réunions d'éléments dentaires, serait une matière pierreuse chez l'éléphant, et au contraire une substance cornée chez l'oiseau.

Voilà des différences, sans doute; mais je n'en puis tirer d'autres conséquences, si ce n'est qu'elles sont classiques, c'est-à-dire qu'elles sont le propre d'animaux en travail d'organisation sous l'action d'une respiration et d'une circulation d'énergie très diverses. Que ces causes fassent varier l'état chimique du sang, les produits varieront, c'est tout simple, mais non les filières qui auront servi à les charrier.

Ces différences elles-mêmes sont-elles d'un ordre si élevé qu'elles doivent au plus haut degré exciter notre surprise? Je ne le pense pas. Quant aux soudures, la différence gît dans le plus ou dans le moins grand nombre de parties associées. Dans l'éléphant, l'assemblage a lieu par petits groupes, consistant en une ou deux molaires de chaque côté (1) ; dans le perroquet, ces masses partielles s'unissent pour n'en plus former qu'une seule.

Mais j'ai seulement cité l'éléphant, pour montrer que la nature, autre part que chez les oiseaux, tire avantage de ces groupements de parties, lorsque c'est un fait général pour tous les mammifères. On sait et on dit dans ce cas les dents de beaucoup de rongeurs et de tous les pachydermes, principalement les dernières molaires du cabiai et du cochon. L'évidente analogie de ces molaires avec celles de l'éléphant les

(1) Je voulais dans cette occasion faire aussi mention des défenses, toutefois en les employant sous un nom qui exposât et exprimât leur analogie ; mais j'y ai trouvé quelques difficultés. En pareil cas, j'use de persévérance pour savoir davantage. Que sont alors, dans des vues philosophiques, les défenses des éléphants? Mais d'abord il faudrait s'être fait une idée précise des règles, sur lesquelles se fonde ma nouvelle méthode pour étudier l'anatomie générale et pour obtenir la détermination des éléments organiques. J'ai reproduit à cet effet, sixième NOTE de l'APPENDIX, un travail de M. Presle-Duplessis sur ces considérations. Et, m'autorisant de cette publication, j'ai donné, dans la SECONDE PARTIE de cet ouvrage, des vues entièrement nouvelles sur ce que sont et les prétendues dents incisives des rongeurs et les défenses des éléphants, auxquelles on avait aussi trouvé le caractère d'incisives.

a fait toutes comprendre sous le nom de *dents composées*.

Si nos premières idées sur les dents s'étaient faites d'après ces données, la généralité de ces considérations nous eût frappés plus tôt. Car il n'y a pas de dents molaires chez les mammifères, hors celles de quelques genres anomaux, comme les tatous, les oryctéropes et les cétacés, qu'elles ne participent plus ou moins du caractère des *dents composées;* mais ce n'était point un rapport facile à saisir dans un temps où les explications dérivaient de la philosophie des causes finales; il fallait, on l'avait ainsi jugé *à priori*, que les dents fussent solidement enchâssées; et l'on admirait *à posteriori* comment, tout exprès pour cette implantation désirée, arrivaient leurs subdivisions et s'écartaient leurs racines.

Cependant Bertin, sans sortir du cercle de l'anatomie humaine, s'était élevé déjà à des idées plus justes; il avait dit « des premières » molaires, qu'elles lui paraissaient représenter » deux canines collées ensemble (1). » Sans doute que, décidé sur une aussi vague indication des formes, Bertin n'exprima qu'un pressentiment; mais c'est là néanmoins une heureuse inspira-

(1) *Traité d'ostéologie*, tom. II, pag. 196.

tion, c'est une idée vraie en physiologie, puisque chaque racine d'une première molaire sert de cornet pour l'emboîtement d'un noyau pulpeux, et, *vice versâ*, que chaque noyau pulpeux implique nécessairement l'idée d'un élément dentaire.

Si toutes les molaires sont des agrégats de matériaux dentaires, il ne reste à caractériser comme dents solitaires que les canines et les incisives; et encore n'en voudrais-je pas dire autant de toutes les incisives, celles des rongeurs pouvant faire exception (1).

SOUDURE DE QUELQUES DENTS CHEZ L'HOMME.

Mais ces incisives et ces canines restent-elles elles-mêmes invariablement séparées? plusieurs cas pathologiques déposent du contraire. Les excellents traités de Bertin et de M. Serres (2) font mention de plusieurs exemples chez qui ces dents existent groupées ou toutes ou quelques unes ensemble. Linden (3), Bartholin (4) et

(1) Voyez l'APPENDIX, NOTE 7e.

(2) *Nouvelle théorie de la dentition.* Paris, 1817, pag. 160.

(3) *Médic. physiol.*, cap. XIII, art. 3.

(4) *Hist. anat. rar.*, cap. I, pag. 49.

Schenk (1) ont vu toutes les dents liées par leurs couronnes ; Valère-Maxime (2) attribue cette monstruosité à Prusias, roi de Bithynie, et Plutarque (3), à Pyrrhus.

Ce qu'en dit Plutarque pourrait s'appliquer tout aussi bien à un bec crénelé qu'à une dent générale. Voici ce passage dans la traduction de Dacier : « Ses dents (de Pyrrhus) de la mâchoire » supérieure n'étaient point distinctes et séparées ; ce n'était qu'un os continu, qui avait » seulement de petites coches marquées dans » les endroits où les dents devaient être divi» sées. »

M. Sabatier (4) cite un crâne humain décrit par Bernard Genga, où les dents formaient trois groupes, un pour les incisives et les canines, et les deux autres pour chaque rangée latérale.

Je présente moi-même deux incisives, fig. 16, associées bord contre bord, et une incisive, fig. 17, réunie également avec une dent canine. M. Miel, très habile chirurgien dentiste, qui en a fait l'extraction chez de jeunes personnes de la maison royale d'éducation de Saint-Denis, a

(1) *Obs. méd.*, cap. *de dentibus.*
(2) Lib. I, cap. VII.
(3) *In Vita Pyrrhi.*
(4) *Anatomie*, tom. 1, pag. 78.

bien voulu me communiquer ce fait et me permettre de le publier. Il traite plus au long lui-même de ces pièces, qui font partie de son cabinet, dans un mémoire qu'il a présenté à l'Académie royale de médecine, et qui a pour titre : *Sur de nouveaux rapports entre les deux dentitions chez l'homme.*

Ces observations sont à ajouter aux faits déjà nombreux que j'ai cités dans mes écrits, où chaque écart de la règle, chaque sorte de monstruosité chez l'homme trouve une constitution correspondante chez les animaux : les oiseaux auraient à toujours, dans leur état normal, une organisation, qui est irrégulière et accidentelle chez l'homme. Constamment, ils offriraient achevé ce qui est comme en essai dans une autre classe, ce qui, soit dit pour les molaires, ne reçoit chez les mammifères qu'un commencement d'exécution ; enfin, ce qui n'existe que rarement et de loin en loin, chez l'homme lui-même, comme le prouve le mémorable exemple rapporté par Plutarque. Si cet écrit tombe dans les mains de quelques praticiens, ils s'étonneront qu'un semblable fait soit embrassé dans des considérations philosophiques; car ce n'eût paru autrefois qu'un cas de déformation, un fait, qu'en croyant satisfaire à des idées d'explication physiologique, on eût désigné par les épithètes de monstrueux (1) ou de pathologique.

CONSIDÉRATIONS GÉNÉRALES.

Je viens de tracer les conditions classiques des systèmes dentaires des mammifères et des oiseaux : j'ai vu chez les uns et chez les autres les ramuscules sanguins et les nerfs se réunir à un point commun, et se terminer en autant de noyaux pulpeux ; la pulpe dentaire sécréter des feuillets analogues sous tous les rapports à de la matière de coquilles d'œufs ; ces feuillets, en se durcissant, former un chapeau ou un cornet, pour servir à l'emboîtement des corps dont ils émanent ; ces cornets, enfin, arriver en dehors de l'arcade alvéolaire et prendre, en s'épaississant, consistance, figure et rang des prétendus osselets nommés *dents*.

Jusque là aucune différence : mais chez les oiseaux les sécrétions sont plus abondantes, et tous les éléments dentaires se greffent par approche; cela n'est au contraire chez les mammifères que partiellement et sur les côtés des mâchoires, dès qu'en devant chaque élément den-

(1) Veuillez prendre connaissance ci-après, NOTE 9e de l'APPENDIX, de quelques considérations sur des dents monstrueuses d'homme et de cheval.

taire conserve toujours, les chauve-souris exceptées, leur spécialité primitive. Mais de plus, dans ces deux classes, le produit des sécrétions se ressent du caractère originaire de la fonction respiratoire ; il est de substance cornée pour les oiseaux, d'émail ou de pierre pour les mammifères. Ainsi se différencient les deux premiers groupes de l'embranchement des vertébrés, quant à leur système dentaire.

Les reptiles et les poissons seront également distingués par des caractères aussi élevés. Il est remarquable qu'on ne trouve chez aucun des dents de trois sortes: c'est une singularité; et la doctrine des analogues n'y peut rester indifférente sans manquer à son caractère éminemment investigateur. Cette recherche, à ce moment de la discussion, est sans difficultés. En effet, les dents des animaux à sang froid se ressemblent toutes, sous ce rapport qu'elles conservent toute la vie les séparations du premier âge ; ainsi ces animaux ont des dents sur la tranche latérale des mâchoires, des dents situées au fond de la bouche, qui ne sont ni de larges dents, ni de véritables molaires ; les arrières-dents ne tenant leur caractère de vraies molaires ou de mâchelières, chez les mammifères, que de l'entassement et du groupement de plusieurs éléments dentaires.

En dernière analyse, tout ceci se réduit à des réunions ou à des disjonctions de parties; variations qui reviennent sans cesse, mais dont nous ne pouvons encore nous faire une juste idée. Cependant ces modes divers ne doivent vraiment surprendre que les anatomistes qui n'ont jamais étendu leurs recherches au-delà du cercle d'une grande famille naturelle, d'une classe, par exemple. Ceux-ci s'étonnent justement, pour avoir constamment observé que les identités portent à la fois et sur les formes et sur l'ordre des associations; mais, pour quiconque embrasse toutes les classes, les dislocations organiques sont légales (1), car elles sont classiques, dans ce sens qu'elles fournissent le fondement, et j'insiste, l'unique fondement qui distingue les principaux sous-types.

Voyez, pour n'avoir pas à aller chercher notre exemple trop loin du théâtre de ces considérations, voyez les os qui supportent la langue. Chez les oiseaux, les *glossohyaux* délaissent l'appareil

(1) Consultez, pour l'intelligence de ces idées fondamentales, les discours généraux placés, comme introduction, en tête des deux volumes de ma *Philosophie anatomique;* ou bien, ce qui peut y suppléer jusqu'à un certain point, veuillez du moins suivre la discussion fort étendue qui est l'un des sujets traités dans l'APPENDIX, note n° 6.

hyoïdien, pour devenir, comme on l'avait dit avant la publication de ma *Philosophie anatomique*, des os propres de la langue, des pièces d'une création particulière, quand ces pièces n'offrent au contraire d'exclusivement ornithologique qu'un simple fait de désunion, de dislocation.

Je n'ai cessé d'insister sur ce quatrième (1) de mes principes généraux. Ce ne sont pas les habituelles associations des matériaux, leur mode classique d'assemblage, qui est le caractère immuable de l'organisation; la règle porte uniquement sur le retour nécessaire des seuls matériaux et sur l'ordre de leurs connexions. Or, cette règle n'est point ici en défaut; nous la voyons au contraire rigoureusement observée : il n'y a ni absence de matériaux, ni manque aux connexions, à reprocher au système dentaire des oiseaux; le seul point par lequel les oiseaux diffèrent des autres vertébrés, et qui contienne ainsi les conditions propres et classiques de leur existence, c'est,

(1) Les *déterminations philosophiques des éléments organiques*, dont je suis occupé sans relâche, reposent en effet sur les heureuses indications et l'application pratique de mes quatre règles fondamentales suivantes : la *théorie des analogues*, le *principe des connexions*, le *balancement des organes*, et les *affinités électives des matériaux organiques*.

comme nous l'avons déjà exposé, la soudure en une seule dent générale de toutes les dents élémentaires, et la nature intime de la croûte ou de l'élément opérant ces réunions.

SUR LE BEC DES TOUCANS.

Le bec des toucans est dans un état d'anomalie que nous nous reprocherions de passer sous silence; sa dimension gigantesque est une principale ordonnée, d'où dépendent en quelque sorte les autres singularités qui le caractérisent. Cette grande dimension porte à craindre que les toucans n'en soient embarrassés, à craindre en effet que, s'ils venaient à oublier d'agir par des retenues musculaires vers le col, la tête n'emportât le tronc. Mais, tout au contraire, les toucans ne ressentent aucune gêne; ils montrent tout autant de vivacité et d'agilité qu'aucun autre oiseau, et l'on a même beaucoup exagéré les efforts auxquels ils sont tenus, en raison de la distance du bout du bec au gosier, pour pincer et pour avaler la nourriture. Ces contrastes surprennent, et un autre contraste en peut seul donner l'explication. A l'extrême grandeur du bec en effet correspond son extrême légèreté.

Les maxillaires et le bec qui les recouvre

sont autant d'éléments de l'appareil du goût, comme d'autres parties craniennes le sont pour d'autres organes des sens. Or, il n'y a jamais de disponible qu'une somme quelconque et proportionnelle de nourriture pour fournir au développement de chaque système organique : c'est pour tous les cas possibles la théorie que donne notre principe du *balancement des organes*, et c'est effectivement, dans le cas particulier au toucan, ce qui est ici manifeste. Le bec de cet oiseau s'est accru en superficie aux dépens de sa densité et de sa solidité.

A juger sur les divers détails de sa structure, on dirait qu'il a été pourvu à sa formation par des actes analogues aux procédés pour souffler le verre. Quoique agissant sur des masses d'un poids donné, le souffleur de verre obtient cependant à volonté, dans ses opérations, des ballons de dimensions différentes, parcequ'un ballon d'un volume exigu prend des parois d'une plus grande épaisseur; ou bien le veut-il sur une plus grande échelle, il le fabrique du volume désiré, au moyen d'une diminution proportionnelle des parois, qui, étendues par une plus forte insufflation, deviennent plus minces.

On s'arrête effectivement à cette idée, quand l'on vient à briser les os maxillaires du toucan :

on les trouve caverneux; quelques brins, plus fins que les cheveux, se croisant de haut en bas, puis de gauche à droite, et répandus à d'assez grands intervalles, forment les épaulements des lames extérieures. Celles-ci, qui s'étendent en une enveloppe générale, sont aussi minces que du papier à lettres : mais comme ce tissu est à grain très serré, sa ténacité ne laisse pas que d'être très grande. J'ai pris le poids de la portion maxillaire, représentée fig. 12, sans y comprendre la coiffe extérieure, et je l'ai trouvé de quinze décigrammes.

La mâchoire supérieure nous offre un autre motif d'intérêt; dépouillée de ses téguments, elle présente une surface lisse, sans crénelure sur les bords, comme sans aucune trace de cavités alvéolaires. Ce n'est pas cependant que je veuille par cela donner à croire qu'il n'y reste point de vestiges du système dentaire; je l'aperçois au contraire se manifester extérieurement dans le demi-bec corné, dont le bord, qui est sans aspérités chez les jeunes, est profondément crénelé chez les adultes. Il est donc à la surface des os maxillaires un équivalent producteur, c'est-à-dire un ensemble de choses, pouvant être comparé à des bulbes, noyaux, ou pulpes dentaires; mais cet ensemble s'est naturellement coordonné à l'état agrandi et comme boursouflé du corps osseux qui lui sert de base. Il en est résulté une diffusion singulière des vaisseaux principaux, une distribution croisée des nerfs, des artères et des veines, et, pour l'exprimer en un seul mot, une membrane vasculo-nerveuse, laquelle tapisse tout l'extérieur de l'os mandibulaire. On dirait, à son état de mollesse, à sa couleur noire, et généralement à toute sa structure, une membrane pituitaire. C'est elle que l'on voit, fig. 12, à travers un épiderme très mince à la partie supérieure du bec, comme c'est elle aussi que j'ai mise à nu et que je montre même figure, lettre *o* : j'en ai dépouillé la portion *u*, ou la portion visible à gauche.

Cette membrane vasculo-nerveuse sécrète à son tour le bec corné, qui diffère de celui de tous les autres oiseaux. Agissant d'ensemble, c'est-à-dire sécrétant à la fois par tous les points de sa surface, elle répand au dehors et dépose par couches successives une quantité de feuillets extrêmement minces, ainsi que le font par exemple de pareilles membranes vasculo-nerveuses, qui sécrètent les éléments des sabots des grands quadrupèdes; mais il faut sans doute que ce travail soit effectué avec un caractère de premier âge ou de récente formation, du moins en ce qui concerne les feuillets internes; car ils m'ont paru avoir moins de rapport avec de la matière cornée qu'avec une substance où domine du carbonate calcaire : c'est la structure, la fragilité, la cassure grenue, l'éclat et le blanc de lait de la coquille d'œuf. Cependant les lames les plus extérieures, la dernière principalement, avaient quelque apparence de corne ou d'épiderme, comme s'il arrivait au produit organique de tenir sa métamorphose, et comme de recevoir sa dernière perfection, d'une action purement chimique, d'une combinaison avec un des éléments du monde extérieur. L'objet de la coupe *a, e, i, o, u*, est de montrer les couches successives dont se compose le bec des toucans ; *a, e, i*, sont des coupes opérées sur le bec externe; *o* montre la membrane vasculo-nerveuse, et *u* l'os à nu ; entre *a* et *e*, comme entre *e* et *i*, on peut détacher bien d'autres feuillets. Toutes les crénelures *d, d* proviennent de lames successivement produites et superposées, celles de l'arrière-partie du bec recouvrant les lames des dentelures antérieures.

CONCLUSION.

Il y aurait encore plusieurs autres points à discuter. J'ai examiné les systèmes dentaires de plusieurs autres genres d'oiseaux, ceux de l'autruche, du casoar, de la poule, du cygne, du plus grand nombre enfin : toutes ces observations s'accordent sur le fait général, c'est-à-dire qu'elles démontrent invinciblement l'existence, chez tous les oiseaux, d'un système dentaire; mais elles ne donnent pas ce fait de la même manière. Il y a diversité dans les détails. Ce sont des formes si variées et par conséquent si curieuses, que j'eusse bien désiré de m'y arrêter; mais je ne le pouvais qu'en quittant les hauteurs de mon sujet, et qu'en faisant intervenir ici cette foule de faits particuliers qui n'ont d'intérêt que pour les ornithologistes de profession. Il me suffira d'annoncer que chaque famille d'oiseau se distingue par un mode spécial de l'organisation dentaire. Ainsi ces considérations, sur lesquelles je me propose de revenir un jour moi-même, fourniront dans la suite d'excellents caractères pour les divisions ornithologiques.

J'ai placé sous les yeux de l'Académie, comme échantillons (1), les oiseaux dont les noms suivent : plusieurs perroquets, le momot houtou, le couroucou à ventre jaune, le musophage violet, le pingouin ordinaire, le calao à bec ciselé, le souchet, le harle huppé et les toucans (aracari grigri et aracari baillon); tous oiseaux adultes, dont les becs sont remarquables par des divisions dentaires visibles à l'œil nu. Tout ce que ces formes ont d'observable a été soigneusement étudié; mais on s'est bien gardé dans l'histoire de chaque espèce de prononcer un nom réprouvé.

En effet, les maîtres de la science, en posant les caractères classiques, avaient refusé des dents aux oiseaux. *Mandibulæ nudæ edentulæ*, avait dit Linnéus : et l'on eût blâmé un observateur subalterne d'y en trouver et d'en convenir. Quand il y avait nécessité d'en parler, on pointillait sur les mots, on avouait des crénelures, des dentelures; de plus hardis risquèrent l'expression de denticules.

(1) J'ai fait graver sur la planche 1re trois de ces exemples, savoir, ceux que fournit le demi-bec supérieur du toucan aracari grigri, fig. 12, du harle huppé, fig. 13, et du souchet, fig. 14.

M. de Blainville (1) prononce, en parlant du harle, le nom même de dents : il assigne de petites dents en scie à cet oiseau ; mais il est évident qu'il se borne à traduire le caractère donné par Linnéus, *denticulis subulatis, serratis;* car plus loin il ajoute : Ces dents dépendent du système pileux.

M. de Blainville s'est aussi occupé des fanons de la baleine ; mais, n'ayant pas attendu qu'il les ait pu voir en place, ses généralités sur ce point nous paraissent susceptibles d'être revues et discutées de nouveau.

Nous ajouterons, pour terminer, que, si nous ne nous sommes pas abusés dans l'exposition des considérations précédentes, c'est le triomphe de la doctrine des analogues. Encore quelques succès pareils, dont il se pourra sous peu que, dans une question même plus délicate (2), nous la montrions capable, et notre confiance en elle arrivera jusqu'au degré de foi vive.

(1) Article *dents* du Dictionnaire de Déterville, 2e édition.

(2) La détermination des pièces craniennes chez les crustacés et les insectes rapportées aux pièces analogues des hauts animaux vertébrés. L'écrevisse, que j'ai prise pour exemple, me les donne toutes avec évidence. On affecte une grande incrédulité à ce sujet; mais, si je les montre, j'aurai répondu à la manière de cet ancien, qui se mit à marcher devant un philosophe qui niait le mouvement.

EXPLICATION DE LA PLANCHE Ire.

Fig. 1. Bec de la perruche à collier, avec sa corne *c*, servant à la perforation de la coquille. Il est grossi au sextuple. Les numéros 2, 3, 4 et 5 représentent cette préparation sous le même grossissement.

Fig. 2 et 3. Demi-bec supérieur; 2, vu en dehors, et 3, par dedans.

Fig. 4 et 5. Demi-bec inférieur; 4, vu en dehors, et 5, par dedans.

Fig. 6, 7, 8 et 9. Portions de bec d'un ara bleu adulte, vues, grossies et doublées; 6 montre les extrémités des tuyaux dentaires ouvertes par usure; 7, le palais dont la tranche gauche est coupée; 8, est la même préparation que n° 6, mais vue par le dehors; et 9 donne aussi, mais plus profondément coupée, la même préparation que n° 7.

Fig. 10 et 11. Coupes longitudinales faites sur une face externe des demi-becs du perroquet gris : les figures sont doubles de grandeur naturelle.

Fig. 12. Demi-bec du toucan aracari, de grandeur naturelle.

Fig. 13. Demi-bec supérieur du harle huppé.

Fig. 14. Demi-bec supérieur du souchet, double de grandeur naturelle.

Fig. 15. Mâchoire inférieure du canard domestique.

Fig. 16, 17 et 18. Dents humaines réunies, savoir, 16, une incisive moyenne à une incisive latérale, et 17, une canine à l'incisive précédente : 18 est un bloc d'éléments dentaires remplaçant les dents molaires.

PREMIER APPENDIX.

NOTES ET ÉCLAIRCISSEMENTS TOUCHANT LES QUESTIONS TRAITÉES DANS LA PREMIÈRE PARTIE.

PREMIÈRE NOTE.

(Voyez page 7.)

Sur une première publicité des idées de l'auteur concernant le système dentaire des oiseaux.

On vient de publier des travaux sur les dents, où l'on pourrait apercevoir quelque ressemblance avec les vues embrassées dans cet opuscule : il m'importe d'établir démonstrativement que j'avais déjà donné de la publicité à ces vues ; et c'est dans cette intention que je transcris ci-après, en son entier, l'extrait de mon mémoire, fait en 1821, et qui a paru dans l'analyse des travaux de l'Académie royale des sciences, pour cette époque. Ce n'est point une vaine prétention de priorité qui me fait agir, je ne pense qu'à l'utilité dont mes recherches peuvent devenir l'objet ; c'est l'attrait qui me détermine, l'unique but de mes travaux : c'est par cette pensée, par le mot *utilitati*, que j'avais ouvert et que j'ai terminé mon ouvrage sur les *monstruosités humaines*. Je ne reviens donc sur la date de mon mémoire (11 juin 1821, époque de sa lecture à l'Académie royale des sciences) qu'en faveur d'une considération qui excite vivement ma sollicitude : s'emparer des idées d'autrui est une action malhonnête, et je serais profondément affligé de laisser la moindre prise à me supposer une pareille intention.

Je ne répugne point d'ailleurs à donner un extrait fait de hauteur et par un talent qui s'était lui-même exercé sur un des points de la question; le public peut y gagner, et ce motif tout seul m'y déciderait.

On n'imaginera pas sans doute que j'aie voulu par là donner crédit à mes idées. J'ai assez vieilli dans la carrière des sciences pour savoir qu'il n'y a que les idées vraies qui surnagent : et ma probité scientifique n'est pas réduite, je pense, à ne donner qu'aujourd'hui la preuve que celles-là seules m'enflamment d'un zèle ardent.

Voici cette analyse par M. Cuvier :

« Un heureux hasard ayant mis à la disposition de M. Geoffroy un fœtus de perroquet près d'éclore, il s'aperçut que les bords du bec de cet individu étaient garnis de tubercules placés avec régularité et présentant toutes les apparences extérieures des dents : à la vérité, les tubercules n'étaient pas implantés dans l'os maxillaire; ils faisaient corps avec le reste de l'enveloppe extérieure du bec, et lorsqu'on l'enlevait, ils tombaient avec elle; mais ils n'en avaient pas moins avec les véritables dents cet autre rapport de nature, que sous chacun d'eux était, au bord de l'os maxillaire, une sorte de grain ou de noyau gélatineux analogue aux noyaux sur lesquels se forment les dents, et que des tubes traversant régulièrement l'épaisseur de l'os, et correspondant à chacun de ces noyaux, y conduisaient des vaisseaux et des nerfs. A cette époque, la ressemblance est d'autant plus grande que l'enveloppe du bec, dont ces espèces de dents sont les crénelures, n'est point encore de nature vraiment cornée, mais consiste en un tissu d'une blancheur, d'une transparence et d'une ténacité comparables, selon M. Geoffroy, à la substance de cette coque qui constitue la dent lors de sa première concrétion dans la gencive. Le premier bord saillant du bec consisterait donc en une suite de tubercules nés chacun sur un germe pulpeux; et cette origine se marque toujours dans la suite : car, si l'on amincit adroitement la partie cornée d'un bec inférieur de perroquet, on finit par mettre à nu une rangée de tubes qui occupent son épaisseur depuis les bords de l'os maxillaire jusqu'à ceux du bec corné lui-même, et qui sont remplis d'une matière moins dure, plus brune que le reste; chacun d'eux prend naissance d'un petit trou du bord de l'os, et M. Geoffroy les considère comme les restes d'autant de germes ou de noyaux pulpeux sur lesquels se serait formée la matière cornée du bec, comme la matière vulgairement dite osseuse des dents se forme aussi sur son propre noyau. Ainsi, selon M. Geoffroy, un bec d'oiseau représenterait les dents que l'on appelle composées, comme sont par exemple celles de l'éléphant, et qui consistent en une série de lames ou de cônes dentaires coiffant chacun une lame ou un cône pulpeux, et réunis tous ensemble en une seule masse par l'émail et le cortical. La différence ne consisterait que dans la nature de la substance transsudée par les noyaux, et dans l'absence perpétuelle d'alvéoles et de racines.

»Ces cônes ou ces lames intérieures se voient aussi dans la substance du bec des canards, et se terminent d'une manière plus sensible dans les lamelles ou dentelures permanentes qui garnissent dans ces oiseaux tout le pourtour de l'organe, tandis que les dentelures du bec du perroquet disparaissent peu de temps après la naissance.

»M. Geoffroy dit à ce sujet quelques mots sur les véritables dents, et fait observer avec raison que les mâchelières de l'homme et de beaucoup d'autres mammifères ne diffèrent des dents dites composées que parceque leur couronne est formée sur des cônes pulpeux plus courts, plus gros et moins nombreux; et il cite des exemples où des dents ordinairement simples se sont réunies par accident en une dent composée, et d'autres où beaucoup de germes pulpeux s'étant trouvés rapprochés, ont produit des groupes de dents tout-à-fait monstrueux. »

DEUXIÈME NOTE.

(Voyez page 7.)

Des pontes de perroquet, communes en France depuis 1818.

Depuis que nos communications à l'étranger ont été rétablies par la mer, il nous est parvenu un grand nombre de perroquets. Ils proviennent, comme on sait, des contrées les plus chaudes des deux continents ; aussi a-t-on été fort surpris en apprenant qu'ils s'accommodent toutefois de la température de nos climats, au point de s'y accoupler, d'y pondre et d'y amener à bien leurs couvées. On a d'abord pensé que ces événements tenaient à une année rendue plus favorable par une température plus sèche et plus élevée ; mais c'est tous les ans que ces oiseaux, depuis 1818, continuent de perpétuer leur espèce : il a donc fallu en chercher la cause ailleurs.

Il paraît que les succès qu'on a obtenus dépendent de l'attention qu'on a eue de procurer à ces perroquets une retraite obscure, tantôt une grosse bûche creusée dans sa longueur, tantôt un baril, et quelquefois aussi une seconde cage parfaitement close. On ne laisse à ces retraites qu'une seule issue, par laquelle les perroquets entrent et sortent. Au moyen de ces seules précautions, les perroquets se trouvent assimilés aux serins, sous le rapport de leurs pontes possibles en domesticité et dans nos pays.

C'est devenu aujourd'hui une nouvelle branche d'industrie, et nous rappellerons qu'on en est redevable à M. Esnaut, propriétaire à Caen. Un heureux hasard lui procura de premières données : il acheta en mars 1818 deux aras bleus, mâle et femelle, dont il ne put de suite s'occuper, et qu'il fit reléguer dans un appartement peu fréquenté ; il fut quelques jours après informé que la femelle avait pondu deux œufs. Le mâle les couvait alternativement avec elle ; l'un des œufs se trouva fécond et donna un petit, que le froid fit périr presque aussitôt. Trois semaines après, nouvelle ponte de deux œufs produits à deux jours de distance ; une poule les couva, mais les petits qui furent formés furent trouvés morts dans leur coquille. Après d'autres essais plus ou moins infructueux, M. Esnaut eut l'idée de donner à ses aras les moyens de nicher dans un abri obscur, et il plaça à cet effet dans leur cage une petite barrique ouverte pour leur passage, et remplie dans un quart de sa capacité de sciure de bois ; depuis, les couvées se succédèrent rapidement et avec des succès qui surprirent. Dans l'espace de quatre ans, les aras de Caen ont pondu soixante-deux œufs ; vingt-cinq petits en provinrent, dont on envoya des colonies à Amiens et à Paris. La colonie placée à Paris chez M. Bordes, administrateur de l'enregistrement, prospère, et donne à son tour des petits. Ces détails, et d'autres faits curieux sur les mœurs des aras de Caen, ont été communiqués au public, en 1823, par M. Lamouroux, dans un petit écrit tiré à fort peu d'exemplaires.

Ces faits de reproduction ne concernent pas uniquement les aras : c'est général pour tous les perroquets. Le lori tricolor (*psitt. lori*) a pondu à Bordeaux chez M. Dussumier-Fombrune, négociant de cette ville, et naturaliste aussi zélé qu'instruit ; naturaliste non moins remarquable par son noble et patriotique désintéressement, puisqu'il préfère aux intérêts de son cabinet ceux du cabinet du Roi, où il a deux fois déposé les objets uniques rapportés de ses voyages.

La perruche sincialo (*psitt. rufirostris*) produit aussi à

Paris, chez M. Alphonse de Feltre, l'un des fils de M. le maréchal duc de Feltre : cette perruche est en ce moment occupée de sa quatrième ponte.

Une autre perruche, la pavouane (*psitt. guyanensis*), a également plusieurs fois donné des petits à Paris, chez M. le marquis de Gabriac. La femelle a plusieurs fois pondu quatre œufs, toujours régulièrement de deux jours l'un; elle les a couvés de suite, et, chaque œuf, durant vingt-trois jours. M. de Gabriac a publié une notice sur les pontes de ses perroquets ; elle a été insérée dans la collection des *Mémoires du Muséum d'histoire naturelle*, tome X, page 309.

Enfin, j'ai dit plus haut, page 6, comment des fœtus de la perruche d'Alexandre ou perruche à collier, nés à Paris en 1821, m'avaient mis sur la voie de cet ouvrage, en me donnant de premiers éléments pour la recherche d'un appareil dentaire chez les oiseaux.

TROISIÈME NOTE.

(Voyez page 21.)

Sur la philosophie des causes finales, à l'occasion d'une nouvelle monstruosité, décrite ci-après.

On a recours journellement à la philosophie des causes finales pour tout expliquer : et l'on ne manque point d'affirmer, par rapport aux dents, qu'évidemment elles sont faites pour couper et broyer la nourriture. On ne veut pas se borner à dire exactement ce qui est, à spécifier seulement qu'elles sont très favorablement appropriées à ce service : on trouve plus merveilleux sans doute d'expliquer par-delà les faits. Mais les pangolins, les myrmécophages, les tortues, les oiseaux, etc., qui n'ont pas de dents? *Qu'importe? ces êtres sont sans doute pourvus d'autres instruments tranchants*, répondra-t-on.

Je place ici cette réflexion, qui m'a été suggérée par un veau monstrueux qu'on a fait voir vivant durant ces derniers sept mois à Paris, comme une rareté intéressante, et que nous possédons présentement (15 mars 1824) en squelette au Jardin du roi. Sa monstruosité consistait en une seconde mâchoire informe, laquelle était entée sur l'extrémité de la mâchoire inférieure, celle-ci étant d'ailleurs régulière. Les dents molaires du corps étranger à la construction normale occupaient les flancs de la partie monstrueuse : elles étaient par conséquent dirigées en dehors. L'animal s'en servait avec une dextérité parfaite pour se gratter soit à droite, soit à gauche; et réellement on eût dit, à l'extrême habileté avec laquelle ce veau maniait ces suppléments d'organisation, qu'il était pourvu de deux peignes artistement combinés et merveilleusement appropriés pour ce résultat.

Les possesseurs de cette curieuse monstruosité mettaient à profit cette dextérité pour accroître les bénéfices de leur spéculation : ils savaient, ou du moins ils ne manquaient pas de dire, comment un organe ayant manqué, il y était merveilleusement suppléé par un autre. Ils ne nourrissaient leur animal de lait qu'avec bien de la peine; car c'était par le moyen d'un biberon emmanché d'un long col qu'ils lui ingéraient cet aliment dans l'œsophage. Mais par combien d'autres avantages, ajoutaient-ils, ces légers inconvénients étaient-ils rachetés ! etc. Cependant l'animal, abandonné à ses propres ressources, n'eût pas vécu deux jours. La cupidité et le dévouement de ses serviteurs ont réellement pourvu à la discordance de ses organes de déglutition; ils lui ont fait parcourir, avec un extrême bonheur, l'époque de la lactation, et même au delà, en prolongeant ainsi son existence de *lactivore :* puis l'animal a finalement succombé.

A l'exemple de ces spéculateurs avides, vous laisseriez-vous prévenir par la philosophie des causes finales? Vous serez, comme eux, enclin à dire que la nature, en donnant cette production, aurait agi en bonne mère, puisqu'elle aurait fourni à cet objet d'une singulière prédilection une compensation, comme pour balancer l'irrégularité de quelques autres parties. Mais agir ainsi, c'est vouloir pénétrer dans le secret des causes, et c'est alors s'exposer à d'étranges aberrations. A ce moment de nos recherches, bornons-nous au seul sentiment qui doit nous pénétrer, celui de l'admiration; n'allons point indiscrètement prêter notre esprit à celui qui est, comme toutes les premières notions des choses, et qui sera éternellement au-dessus de nos faibles intelligences. Point trop d'audace dans la pensée: et, naturalistes, contentons-nous des manifestations qui nous sont accordées; restons les historiens de ce qui est laissé accessible à nos sens.

Mais insisteriez-vous ainsi qu'il suit? *Ce couteau, par exemple, est fait pour couper.* Afin de rester dans la stricte observation du fait, je préfère m'en tenir à cette réponse: « Ce couteau est susceptible de couper; il peut être, il sera sans doute employé à couper. » — Mais, ajouterez-vous, l'ouvrier l'a réellement fabriqué pour couper. — « Qui vous l'a dit? » répondrai-je. L'ouvrier l'a, il est vrai, rendu propre à couper; mais si cela se réduit à interpréter son intention, pourquoi ne m'en tiendrai-je point à croire qu'il l'a fait pour se créer un travail productif, pour être vendu? Dans la réalité, il l'aura fabriqué à plusieurs fins: et vous voudriez n'en admettre qu'une seule; vous diriez, sans le savoir, cette fin dominant toute autre qu'on pourrait ainsi vous opposer!

Cependant y aurait-il eu confident autorisé pour parler? Ceci rentre dans une autre question. Il est sans doute de hautes manifestations qui attestent les desseins de la providence : que le ministre des autels, inspiré par la religion, les propose à notre foi, il remplit de pieux devoirs; mais le naturaliste, étant dans une autre situation, passe ou du moins doit passer de l'observation du fait à son unique et immédiate conséquence.

L'air que l'on respire devient, sous le rapport de cette application, indispensable à l'existence: dire sur cette remarque que voilà l'objet et la fin de l'air serait par trop absurde.

Que de choses jolies, agréablement écrites et vraiment séduisantes dans les *Harmonies de la nature*, de Bernardin de Saint-Pierre, qui sont irréfléchies cependant, et qui, reposant sur de fausses analogies, s'évanouissent, dès les premiers efforts que l'on fait pour s'en tenir aux réalités du sujet!

QUATRIÈME NOTE.

(Voyez la note précédente.)

Description d'un veau monstrueux à double mâchoire inférieure, ayant vécu sept mois.

Je n'ai pas dû mettre en avant une argumentation, et l'appuyer sur des considérations nouvelles d'organisation, sans faire connaître celles-ci avec détail; elles vont être l'objet de la présente note. Si ces considérations sont, jusqu'à un certain point, étrangères aux questions de cet opuscule, il ne m'appartenait pas moins de les donner, pour qu'elles devinssent, en ce qui les concerne, un supplément à mon ouvrage sur les monstres. Je ne reviendrai point sur celui-ci, et ce sera du moins un fait de plus à y comprendre. Afin que la description de cette nouvelle monstruosité puisse être plus clairement exposée, je l'ai accompagnée de la figure du sujet. (*Voyez* pl. III, fig. 1, 2, 3 et 4.)

Une deuxième mâchoire, informe et singulière superfétation, existe en dedans de la propre et régulière mâchoire inférieure. Celle-ci n'a cédé à la contrainte que lui imposait le corps étranger, et ne s'est concertée avec lui, en lui servant de base, que vers son extrémité; les portions qui portent les incisives font davantage l'éventail, et se sont en outre écartées l'une de l'autre. Je ne connais qu'un exemple semblable parmi les êtres réguliers, et c'est dans une espèce de ma famille des *monotrêmes*, c'est-à-dire dans un animal de la Nouvelle-Hollande, dont l'extrême singularité des formes a excité la plus vive surprise; sentiment dont on a voulu perpétuer le souvenir par une combinaison non moins bizarre de noms appellatifs, dans le mot *Ornithorhincus paradoxus*.

Une semblable courbure de la portion incisive existe également aux points correspondants des maxillaires monstrueux; d'où il résulte que les cuillerons dans lesquels les incisives sont implantées, pour être attachés ensemble par leurs faces internes, ne privent cependant point les deux différentes mâchoires inférieures d'exister bout à bout, lesquelles s'ajustent en sens contraire, en raison même de la courbure dont il vient d'être parlé, et sont opposées l'une à la suite de l'autre sur la même ligne.

Les cuillerons des deux différentes mâchoires inférieures sont seulement juxta-posés; ils n'étaient attachés que par leurs périostes et les téguments communs, ce qui m'apprend qu'on aurait bien pu amputer toute cette monstruosité, et, en détachant la superfétation étrangère, rendre le veau aux conditions de son espèce.

Les deux branches de la mâchoire monstrueuse ne sont pas exactement une répétition l'une de l'autre: chacune porte un plus grand nombre d'incisives, cinq sur le cuilleron de gauche et six sur celui de droite; elles sont d'ailleurs de même forme et de même grandeur que les incisives de l'autre mâchoire; toutes retournées que sont ces branches, comme nous l'avons tout à l'heure expliqué, elles se portent droites en devant, dirigeant leur tranche, et par conséquent les dents molaires de chaque côté. Celles-ci sont au nombre de quatre, comme chez tous les jeunes sujets, nombre qui se porte à six chez les sujets adultes; les deux autres dents existaient dans l'intérieur des mâchoires, et commençaient même à poindre. Mais, à partir du lieu où paraissent les dents molaires, les branches maxillaires cessent de se ressembler, ce qui provient d'une sorte de torsion de tout l'appareil en ce lieu, faite de la droite sur la gauche; ces branches, à leurs extrémités articulaires, viennent donc aboutir dans une grosse tubérosité entièrement rejetée à gauche.

J'ai porté mon attention sur cette tubérosité, je l'ai trouvée formée d'osselets et de cartilages : le tout était extrêmement informe. Cependant l'habitude que j'ai acquise dans mes études des monstruosités, m'a fait voir sans hésitation cette masse informe comme se rapportant à une tête entière, ou, plus exactement, à un crâne dans un état d'extrême contraction. Car, chose singulière! s'il arrive aux grandes compositions organiques, qui sont contrariées dans leur développement et chez lesquelles agisse néanmoins la tendance à formation (*nisus formativus*, expression consacrée par Blumenbach), de céder tout à la fois et à l'influence de la restriction et à l'impulsion du *nisus formativus*, c'est en faveur du tissu osseux que la lutte se termine: il persévère en se conservant dans un état plus ou moins confus, plus ou moins rudimentaire.

On a dépouillé la monstruosité de ses téguments et cartilages : et alors on a pu juger (Voy. le profil, pl. III, fig. 1) comment les dents molaires étaient assez renversées sur les côtés pour permettre à l'animal de s'en servir à se gratter. Les branches maxillaires (fig. 1 et 2) font le coude aux points *o* et *m*, où sont les alvéoles des molaires : les dents incisives se voient en *n*, *n*, celles du sujet régulier en *i*, *i*. On montre dans la fig. 2, représentée sans la tubérosité, les parties articulaires *p*, *q*, pour en établir la dissemblance : *p* est un condyle saillant, et *q* a son extrémité concave ; on voit cette extrémité (fig. 1) entourer l'un des osselets (lett. *t*) de la tubérosité.

Celui-ci et un second (lett. *r*), au côté droit, forment les principales parties de la tubérosité : leurs faces internes se trouvent hérissées de fortes saillies et sillonnées de creux profonds, alternant de l'un à l'autre, et s'aidant naturellement à consolider leur engrenage. Ces deux principales pièces me paraissent répondre, pour une partie d'elles, aux occipitaux latéraux et aux rochers, dont elles ont la position et conservent la plupart des caractères : un grain osseux occupe la place de l'occipital inférieur. D'un point médian et supérieur (supérieur, en raison de la position renversée de la tubérosité) part un osselet (*h*), formé de deux lames unies, l'une en avant et l'autre en arrière, qu'à ses attaches et qu'à sa situation je reconnais pour un vestige de la base du crâne. Plus bas et également dans le centre, est une autre pièce (lett. *e*), qui est, quant à sa forme, une répétition presque exacte de l'ethmoïde des oiseaux. On voit cette pièce représentée à part, et de grandeur naturelle (fig. 3) : une lame transversale (*e*), qui me paraît répondre aux deux frontaux, repose sur une autre lame verticale (*d*), qui tient lieu de l'ethmoïde et des autres parties osseuses du nez : cette lame verticale plonge entre les rochers, quand l'autre, appartenant aux surfaces externes, supporte un cartilage, en tous points semblable aux cartilages des narines. Deux ouvertures pour le nez, ou du moins deux ouvertures ayant cette apparence, formaient la partie la plus extérieure de la tubérosité. On voit encore un autre osselet (fig. 4), à portée et très peu au-dessous de ces mêmes cartilages, dans lequel j'aperçois une contraction des os maxillaires.

La langue, bien qu'elle appartenait à la formation normale, remplissait tout le palais, agrandi par la superfétation monstrueuse, et, buttée contre celle-ci, elle s'en est ressentie au point de s'être partagée vers son extrémité en deux parties, dont l'une inclinait à droite et l'autre à gauche.

Il n'y a point de monstruosité sans un résultat pour la philosophie; car il n'y a pas un désordre organique qu'il ne nécessite, pour être produit, l'emploi du plus grand nombre des règles. S'il est embarras ou omission quelque part, c'est de là que provient le défaut de normalité.

Dans le veau monstrueux décrit dans cette note, voilà deux germes, dont l'un se développe régulièrement, et dont l'autre est frappé d'impuissance; et c'est sur la dernière limite de l'aorte ascendante que ces événements se passent.

Je m'abstiens de traiter cette dernière considération: elle me conduirait beaucoup trop loin.

CINQUIÈME NOTE.

(Voyez page 26.)

De la dent considérée comme un produit inorganique.

La dent est une concrétion pierreuse, a-t-on dit avant moi. Les célèbres naturalistes Hunter et Cuvier ont pris confiance dans leur théorie, au point de dépouiller cette production du caractère et du nom de tissu osseux qui lui avait jusqu'alors été attribué. La dent, composée de deux substances différentes, le serait, 1° d'*émail*, pour sa partie externe, et 2° d'*ivoire*, pour ce qui en forme proprement le corps. Ainsi ce dernier nom, qui n'était d'usage que dans les arts, pour désigner les morceaux des défenses d'éléphant dont on faisait divers instruments, serait devenu la dénomination de la substance même du corps dentaire. (*Voyez* les travaux de Hunter : et, pour ce qui concerne les recherches de M. Cuvier, consultez l'article *dent* du *Dictionnaire des sciences médicales*.) J'ai prononcé le mot de substance inorganique, et celle-ci est toutefois manifestement un produit des organes. Je crains qu'on ne trouve là une sorte de contradiction, et je vais chercher à la faire disparaître : malheureusement je ne le puis qu'en plaçant ici une explication qui me paraît assez bien découler des faits, mais dont je suis loin cependant de garantir la justesse. C'est même parceque cette explication a tout-à-fait le caractère d'une conjecture que je l'ai rejetée dans l'Appendix ; cependant, ayant pris cette précaution contre elle, je répugne moins à la produire.

L'ivoire n'est pas tellement différent du corps osseux, qu'à quelques égards ce ne soit la même chose : c'est ainsi du moins chimiquement ; car ces deux produits, examinés dans leur essence matérielle, donnent à l'analyse du *phosphate de chaux* : ce n'est donc que par leurs caractères physiques qu'ils diffèrent. Un os participe à la vie générale de l'animal au moyen des vaisseaux qui s'y rendent, mais l'ivoire forme un bloc compacte où ceux-ci ne pénètrent pas. Un os présente encore un tissu cellulaire, comme tous les tissus organiques, et l'ivoire une structure pierreuse. De plus, les propriétés sont différentes, comme les formations ; car un os mis à nu s'exfolie sans l'action des agents extérieurs, quand l'ivoire y résiste.

Ces distinctions ne mènent point nécessairement, dira-t-on, à considérer l'ivoire, que nous venons de dire un véritable produit de l'organisation, comme une concrétion pierreuse, comme un résultat inorganique. Cependant ce serait cela même qu'on devrait conclure de la formation suivante, si en effet la transsudation de la matière pierreuse, que nous avons vue, dans le corps du Mémoire, s'opérer de l'intérieur à l'extérieur, tient à une séparation première, qui a lieu hors des vaisseaux sanguins, et qui se fait au profit du sac dentaire; si cela tient en effet à un dépôt des molécules de phosphate de chaux dans ce même sac. Celles-ci (de substance saline) se conduiraient comme si elles étaient suspendues dans un fluide, c'est-à-dire qu'elles obéiraient, ainsi que le font les molécules salines, quand, dans les compositions minérales, elles se superposent pour former des cristaux: elles céderaient à leur attraction mutuelle, et, se réunissant conformément à l'affinité élective de certaines facettes les unes pour les autres, elles parviendraient à opérer un rapprochement plus intime, et à acquérir cette plus grande densité qui est un des caractères de l'ivoire.

Mais, tout au contraire, un os, qui doit sa naissance à des séparations de parties opérées par les extrémités artérielles, reste, à raison de cette formation, un produit organique. Les molécules de l'os, charriées par de propres vaisseaux, reproduisent dans leur assemblage l'arrangement des vaisseaux eux-mêmes: c'est donc un organe qui engendre une production organisée.

SIXIÈME NOTE.

(Voyez pages 30, 39.)

Sur les principes et les règles des nouvelles études d'anatomie comparée, embrassées sous le titre de DÉTERMINATION PHILOSOPHIQUE DES ÉLÉMENTS ORGANIQUES.

Je m'appuie, dans tout le cours de cet écrit, sur des principes nouveaux, et que j'ai en effet développés dans les deux volumes de ma *Philosophie anatomique*. Pour ne point entraîner les jeunes gens qui se seraient procuré cet opuscule peu dispendieux, dans l'obligation d'une acquisition plus difficile pour eux, celle de mes autres ouvrages, je place ici un court et lumineux exposé de mes principales idées, telles qu'un de mes élèves les plus distingués, M. Presle-Duplessis, les a présentées et publiées dans les *Annales générales des sciences physiques*. (Bruxelles, 1821, tome VIII, page 373.) C'est pour moi un sujet d'éternelles douleurs que le souvenir de la perte de cet aimable et bien excellent jeune homme; il eut aussi pour maîtres, principalement dans ses études médicales et chirurgicales, les célèbres et savants professeurs MM. Alibert et Lisfranc, et tous trois nous nous réunissons dans le sentiment consolateur qui nous fait honorer et chérir sa mémoire.

«*L'organisation des animaux vertébrés peut être ramenée à un type uniforme;* c'est-à-dire que chez tous ce sont les mêmes matériaux qui, variant de grandeur, de forme et d'usages, selon les besoins de l'animal et le milieu qu'il habite, deviennent les pièces constituantes de son organisation. Si leurs formes, leur grandeur, varient, leurs connexions ne changent jamais, leurs rapports sont invariables. Les mêmes matériaux étant donnés et étant animés par une somme de vie à peu près uniforme dans chaque classe, le développement en plus de l'un ne pourra avoir lieu sans qu'une ou plusieurs parties environnantes n'en souffrent et ne perdent de leurs droits.

»Telle est la loi, tels sont les principes de la théorie des *analogues*, pressentie depuis long-temps par M. Geoffroy-Saint-Hilaire, et qu'en 1818 il développa dans le premier volume de sa *Philosophie anatomique*.

»Depuis la publication de cet ouvrage, qui, malgré les attaques dirigées contre la doctrine qu'il renferme, est encore resté sans réfutation, d'importants travaux ont été publiés par le même auteur, dans le même but, et sont devenus de nouvelles preuves de la vérité première qu'il a établie, *l'unité de composition chez les vertébrés*. Je vais ici les rappeler rapidement, avant de passer à un travail plus récent, dont la classe des sciences de l'Institut vient d'entendre la lecture, et dont je dois la communication à l'extrême bonté de M. Geoffroy.

» Les monstres pouvaient sembler à ceux qui répugnent à admettre la philosophie de M. Geoffroy une arme puissante contre elle, un écueil pour la théorie de l'auteur. Ce fut une raison pour qu'il dirigeât ses vues de ce côté, et il ne fut point surpris d'y trouver une nouvelle application de la loi énoncée, d'y rencontrer, souvent en nombre égal, toujours dans les mêmes rapports, les pièces constituant l'être à l'état normal. Le rapetissement ou le développement outre mesure de l'une de ces pièces annoncent seuls ces monstruosités; mais l'ordre des rapports n'est point interverti, et ce sont toujours les mêmes matériaux, différemment développés, il est vrai. Malgré que les observations de l'auteur n'aient été dirigées que sur les monstruosités de la tête, je ne crains pas d'être téméraire en affirmant que les difformités des autres parties du corps deviendront, comme celles de la tête, autant de preuves des principes de l'unité de composition, et rentreront ainsi dans la loi commune.

» Tel a été le sujet d'un premier mémoire; deux autres ont eu pour objet de rechercher le mode de formation de la vertèbre, le nombre de ses éléments et leur arrangement respectif dans toutes les classes des animaux vertébrés.

» Un premier est consacré à l'examen de la vertèbre de la lamproie, qui appartient à cet ensemble de vues, à titre du plus faible degré d'organisation. Deux systèmes bien distincts composent le système général de la colonne épinière; l'un est inscrit dans l'autre. Le noyau inscrit est creux lui-même, à un âge donné, chez tous les fœtus, et reste tubulaire chez la lamproie, d'où le principal caractère du poisson est de conserver à toujours la forme du premier état fœtal. Ce sont en effet ces noyaux inscrits qui, soudés bout à bout, composent ce qu'on a nommé la corde de la lamproie. Le second système résulte de l'assemblage des lames vertébrales, lesquelles, en se moulant sur le noyau inscrit, en reçoivent de cette manière la forme d'un anneau, ou s'en écartent comme les rayons d'une sphère.

»Un second mémoire présente l'histoire des deux périostes inscrits l'un dans l'autre, en dedans desquels les deux tubes osseux s'organisent. C'est dans ce travail qu'on trouve la clef, et comme la justification, sous le rapport des fonctions du trou intervertébral, de ce trou au centre de la vertèbre des poissons, que M. Geoffroy a le premier fait connaître, en traitant, en février 1820, *de la colonne vertébrale chez les insectes apiropodes*, dont il n'avait alors parlé que comme d'un fait ichtyologique, mais qu'il a reconnu depuis être un fait général, un fait de jeune âge fœtal, aussi bien chez les poissons et les oiseaux que chez les mammifères et l'homme.

»Ici encore, malgré des apparences qui avaient pu tromper des hommes du premier mérite, on voit l'application de la philosophie de M. Geoffroy, ce qui devient un nouveau motif pour ne pas rejeter une théorie fondée sur l'immense généralité des faits; pour ne pas la rejeter, dis-je, alors que quelques uns semblent incompatibles avec elle, ces faits pouvant n'avoir pas été suffisamment observés, et devant peut-être un jour devenir une des bases les plus solides de cette même théorie, lorsqu'ils auront été convenablement interprétés. C'est ainsi que les irrégularités du mouvement de la lune autour de la terre n'empêchèrent pas Newton d'énoncer la loi de l'attraction. Il négligea ces irrégularités apparentes qui semblaient contrarier la loi, et que, plus tard, M. La

Place démontra être une preuve nouvelle de la belle découverte du physicien anglais.

»C'est quelque chose d'analogue que M. Geoffroy vient de faire en anatomie. Lorsqu'en 1818 il fit connaître sa théorie, il ne dut pas se dissimuler que, si le plus grand nombre des faits y trouvaient leur place et leur explication, il en était aussi qui étaient loin d'appuyer sa philosophie. Mais ce ne fut point un motif assez puissant pour lui faire rejeter le résultat auquel il était parvenu : il dut croire que des recherches, dirigées dans l'esprit de sa théorie, montreraient ces exceptions sous un tout autre jour, et les feraient servir de soutiens à la théorie qu'elles semblaient renverser.

»Parmi les animaux vertébrés, les chéloniens et les oiseaux étaient, aux yeux des anatomistes, privés des dents dont la nature avait armé la mâchoire des premiers. C'était une question trop importante, et attachée de trop près aux intérêts de la doctrine des analogues, pour que M. Geoffroy ne cherchât pas à reconnaître la valeur de cette opinion.

»Si on pouvait espérer de rencontrer quelques éclaircissements sur ce fait, et surtout de les trouver de manière à seconder les vues dans lesquelles elles étaient faites, ce devait être chez les oiseaux qui se rapprochent le plus des mammifères, et les perroquets sont sans contredit ceux de tous qui ont le plus de rapport avec cette classe d'animaux. Ce sont aussi ces oiseaux qui ont fourni à M. Geoffroy les premiers renseignements sur cette matière. Ayant pu disposer de deux fœtus de la perruche à collier, il vit sur les bords des deux demi-becs une suite de corps blancs, arrondis, plus larges à leur extrémité, et disposés avec une grande régularité. On en trouvait dix-neuf en haut, et treize en bas. Ces corps, ayant été enlevés avec l'enveloppe qui revêt les deux demi becs, on put voir au-dessous une série semblable de noyaux pulpeux ressemblant aux germes dentaires d'un fœtus de deux à trois mois, et retenus chacun par un cordon formé d'un nerf et d'un vaisseau sanguin.

»Si, de ce que présente le fœtus, on passe à ce que l'on observe chez l'adulte, on voit sur le bord de chaque demi-bec une suite de cercles percés chacun par un trou, et qui sont le produit de l'usure de ces cavités, en forme de fer de lance, que renferme chaque mâchoire. Ces cavités contiennent chacune un tuyau cartilagineux enfermé par une gaîne membraneuse; cette disposition, qu'il est plus facile de faire sentir par le dessin que par la description écrite, nous représente le même état de choses que chez le mammifère, et met hors de doute la présence, chez les oiseaux, d'une pulpe dentaire produite et entretenue, comme chez les autres animaux, par un vaisseau sanguin et un filet nerveux.

»Pour ne laisser aucun doute sur l'identité de ces noyaux pulpeux avec les germes dentaires des autres animaux, établissons ce que c'est qu'une dent, sans y attacher d'idée préconçue de forme ou de matière voulue.

»On verra alors la dent comme un noyau pulpeux, terminaison d'un noyau sanguin et d'un filet nerveux, et à qui une enveloppe protectrice devient nécessaire; chez le mammifère, cette enveloppe exhale une matière cornée d'un blanc bleuâtre, puis inorganique et éburnée. Chez l'oiseau, cette substance reste cornée pendant toute la vie, et voilà la seule différence; mais c'est toujours le noyau pulpeux, terminaison du rameau artériel et nerveux, qui est la partie constitutive de la dent; c'est sur elle que l'anatomiste doit se porter pour prononcer la présence ou l'absence de cette dent, et non, comme on l'a fait jusqu'à ce jour, sur son enveloppe extérieure, produit secondaire et donné par le noyau lui-même. Or, si l'observation montre chez les oiseaux ces noyaux pulpeux, si elle les montre dans les mêmes conditions d'existence que chez les mammifères, il sera évident que, tout au moins, les germes dentaires existent chez ces animaux; mais il est de leur nature, avons-nous dit, d'exhaler, de s'entourer d'une substance protectrice qui, plus tard, deviendra un moyen de mastication. Cette substance, nous la trouvons dans la matière cornée qui enveloppe les os maxillaires, et qui forme l'extérieur du bec de l'oiseau; elle nous représente la matière plus solide qui forme le corps de la dent des autres animaux : c'est une seule et même dent fournie par l'exhalation commune de tous les germes dentaires, comme chaque dent, dans le mammifère, est produite par deux ou trois germes dentaires. La différence du produit de l'exhalation, la comparaison du tissu corné du bec de l'oiseau avec la matière éburnée qui forme ce que, communément, l'on connaît sous le nom de dent, peut seule arrêter un instant; mais on sera à même d'apprécier la valeur de cette difficulté, si on fait attention que, dans le jeune âge de la dent du mammifère, la substance qui entoure la pulpe dentaire est un tissu fibreux d'un blanc bleuâtre semblable à celui qui forme le bec du jeune oiseau.

»Ce qui, aux yeux de bien des personnes qui ont besoin d'une identité de forme dans les objets qu'elles spécifient sous le même nom, deviendra peut-être une objection dont elles auront peine à se défendre, c'est de voir dans la substance cornée une réunion de dents, un produit d'origine analogue à la matière pierreuse qui forme le corps de la dent du mammifère, de concevoir enfin qu'il est des animaux qui puissent avoir les mâchoires garnies par un seul et même corps dentaire.

»Cette réunion en un seul corps aurait bien plus de droit de nous étonner, si on y arrivait brusquement, si toujours les noyaux dentaires s'entouraient d'une substance solide constamment isolée, si, en un mot, il y avait autant de dents que de germes dentaires; mais la majeure partie des animaux sont loin d'être soumis à ce mode d'arrangement.

»Pour éclairer cette question, remontons à ce qui se passe, chez les animaux, dans la formation des dents à plusieurs racines, et plus spécialement encore dans la formation des dents qu'on a nommées composées. Chaque rudiment dentaire est entouré, comme on le sait, d'une enveloppe qui exhale et amène l'accroissement de la dent, de l'intérieur à l'extérieur. Tant que la jeune dent se trouve isolée, elle croît dans cette condition et forme une dent aussi simple que possible; mais si deux noyaux osseux se rapprochent et viennent à se toucher, pendant que cette exhalation a encore lieu, ils s'unissent, se cristallisent comme de véritables stalactites, et forment une seule couronne, mais composée réellement de plusieurs éléments dentaires, représentés par le nombre des racines qui supportent la dent : telle est la manière dont se forment les molaires, telles se font ces agglomérations des dents que l'on a parfois observées, et qu'à tort l'on a souvent attribuées à un travail maladif. C'est surtout chez l'éléphant, de même que chez plusieurs rongeurs et chez plusieurs ruminants, que l'on peut suivre cette agrégation de dents d'une manière évidente. Chez le premier, l'arcade dentaire se trouve composée de trois masses formées chacune par la réunion d'un grand nombre d'éléments dentaires; on en compte jusqu'à vingt-trois dans l'éléphant d'Asie.

»L'on voit encore quelquefois, chez les animaux où ces centres dentaires sont isolés ou groupés en petit nombre; on voit, dis-je, quelquefois, des individus qui font exception à cet ordre, et qui présentent plusieurs dents et jusqu'à des arcades entières complètement réunies. Prusias, roi de Bithynie, au rapport de Valère Maxime, et Pyrrhus, d'après Plutarque, étaient dans ce cas. Les ouvrages de Linden, de Bartholin, de Bertin, de M. Serres, en font connaître d'autres exemples.

»On sera, je crois, moins étonné maintenant de voir les dents de l'oiseau fondues et réunies en une seule et même masse, puisque nous voyons cette disposition avoir lieu quelquefois chez les autres vertébrés. La seule différence, et nous le répétons, qui existe entre le système dentaire des oiseaux et celui des autres vertébrés, c'est la matière exhalée, qui, dure et pierreuse chez les derniers, est cornée chez les premiers. Mais l'existence de cette substance cornée pendant le jeune âge des dents des vertébrés, autres que les oiseaux, fait disparaître une grande partie de l'étonnement; et si plus tard il lui succède une matière plus solide, la différence dans la respiration et dans la circulation peut, probablement, en rendre compte, de même qu'elle explique facilement la position différente des germes dentaires qui, chez le mammifère, sont logés dans l'intérieur même de l'os maxillaire, tandis que chez l'oiseau ils occupent le rebord du même os et ne s'engagent point dans son intérieur.

»Les observations de l'auteur n'ont point été bornées à l'espèce perroquet; l'autruche, l'oie, le canard, la poule, le cygne, et le plus grand nombre des oiseaux, ont été examinés, et tous ont montré un système dentaire, mais diversement disposé, ce qui un jour pourra fournir, ainsi que l'observe M. Geoffroy, de précieux caractères ornithologiques.

»Je borne à cet exposé rapide l'analyse du mémoire de M. Geoffroy. Il suffira, je pense, pour convaincre que la nouvelle théorie, dont il est un des plus brillants résultats, en même temps qu'il en devient un des plus fermes soutiens, tend à donner à la science cette simplicité et cette uniformité qui forment le caractère des sciences positives; car il est facile de sentir que plus les matériaux constituants des corps se simplifient, plus aussi les lois qui les régissent deviennent simples, et plus leur étude devient facile.»

SEPTIÈME NOTE.

(Voyez page 32.)

De l'existence de six incisives durant quelques jours chez les lapins, et du rapport de ce fait avec l'existence de six incisives chez les kanguroos.

Toute théorie doit donner l'expression exacte, en même temps que générale, des faits particuliers : elle y réussit efficacement, c'est-à-dire qu'elle n'a plus à craindre d'être modifiée par de nouvelles et contradictoires manifestations de l'essence des choses, si elle est parvenue à connaître par l'observation directe le plus grand nombre des faits de son ressort, et qu'elle n'ait embrassé que la sommité des principales considérations. Dans ce cas, la théorie, à l'égard des faits qui restent à découvrir, fait naître des présomptions fondées sur l'analogie, et procure à l'esprit des pressentiments, et en général d'heureuses inspirations qui hâtent et qui facilitent les recherches. Le principe de l'*unité de composition organique* est dans ce cas, et je vais raconter comment il peut être et comment il est devenu pour moi un instrument pratique de découvertes.

J'insistai, il y a douze ans, dans une de mes leçons à la Faculté des sciences, sur les rapports des kanguroos avec quelques rongeurs; et, après l'énoncé des traits caractéristiques et distinctifs des premiers, je les montrai semblables, à quelques égards, aux lapins. Quand j'en vins à la considération des dents incisives, au nombre de six chez les kanguroos, il me parut que les lapins arrivaient encore pour reproduire quelques faits de même ordre. Les autres rongeurs n'ont que deux incisives, et les lapins en possèdent quatre. De plus, la position de ces quatre dents porte à croire à une même concordance; car elles ne sont pas rangées transversalement comme chez l'homme, mais disposées longitudinalement l'une au-devant de l'autre, existant en ligne avec les molaires, qui sont beaucoup plus en arrière. Je vis là un mode d'arrangement, comme on l'avait observé chez les kanguroos; et, dans la chaleur de l'improvisation, je m'avisai d'ajouter que peut-être un cas d'atrophie avait causé l'absence de la troisième paire de dents, laquelle, ne manquant chez les lapins que pour ce motif, n'empêcherait pas qu'ils ne fussent, tout aussi bien à l'égard des incisives que sous d'autres rapports, comparables aux kanguroos. J'étais, comme de coutume, accompagné de M. Delalande, qui préparait mes leçons; il prit confiance dans mon aperçu; il fit, dans un intervalle de deux jours, et sans m'en parler, des recherches à cet égard; et, à la leçon suivante, il me surprit en me présentant devant les élèves plusieurs pièces fraîches. « Voici, me » dit-il, en existence positive, voici en fait, ce que, il y a » deux jours, vous aviez pressenti pouvoir être : voici des » têtes de lapin avec six dents incisives. » M. Lemaire de Lisancourt, aujourd'hui membre de l'Académie royale de médecine, l'un de mes auditeurs à cette époque, peut se rappeler la vive sensation que cela fit sur les élèves.

Ces premières recherches, reprises et depuis suivies attentivement, nous ont décidément appris que les lapins naissent et meurent toute la vie avec quatre incisives; mais non pas avec les quatre mêmes. Ils naissent avec la première et la seconde paire, puis, c'est-à-dire quelques jours après, arrive une autre paire, une troisième paire de dents. Ces nouvelles dents finissent par acquérir un volume et par prendre, en s'approchant très près et par-derrière de la première paire, une direction, qui provoquent et qui décident la chute de la paire intermédiaire. La chute de celle-ci ne se fait toutefois point sans un engagement, sans une sorte de lutte. Les deux paires de dents sont momentanément en présence : il y a coexistence durant quelque temps des dents qui vont tomber et de celles qui arrivent pour en prendre la place. Les lapins ont donc six incisives durant une période qui est de deux à cinq jours. Dans ce moment de leur existence, les lapins ajoutent donc, à bien d'autres rapports qu'ils ont avec les kanguroos, un caractère de plus, le même nombre des dents incisives.

HUITIÈME NOTE.

(Voyez la note précédente.)

Des dents de lait, sous le rapport de leurs conditions essentielles.

M. Cuvier, ayant accueilli et compris parmi les matériaux de son analyse de 1821 mon mémoire sur le système dentaire des oiseaux, a eu dès lors sous les yeux la note précédente concernant les six dents incisives temporaires des lapins, telle que je l'ai plus haut transcrite ; mais je n'avais pas attendu ce moment pour lui faire part, ainsi qu'à M. son frère, à M. Audouin et à plusieurs autres de mes anciens auditeurs, de la découverte de M. Delalande ; ce ne parut à M. Cuvier, il y a douze ans, qu'un fait fort ordinaire, une dent de lait qui était tombée.

Mon célèbre et savant confrère vient de reproduire cette même opinion dans le dernier volume (tom. V, part. 1) de ses *Ossements fossiles*, qui a paru en décembre dernier. « Les » dents de lait chez les rongeurs, dit-il à la page 4, tombent si vite que l'on a peine à les observer. J'en ai suivi la » succession dans les lapins. Dans les incisives, je n'y ai vu » changer après la naissance que les supérieures postérieures; » celles de lait demeurent quelque temps en place avec celles » qui leur succèdent, et pendant ce temps-là les lapins pa-

» raissent avoir six incisives en haut, au lieu de quatre qui » est leur véritable nombre. »

J'ai rapporté ce fait différemment plus haut, et je crois l'avoir donné avec beaucoup d'exactitude. Au surplus l'explication attribuant au phénomène de la chute des dents de lait la disparition de la paire intermédiaire chez les lapins n'exclue pas l'explication qui résulte du rapport que j'avais saisi.

L'intérêt de la question m'a engagé à y apporter la plus sérieuse attention : j'ai désiré bien comprendre ce qu'on entendait par *dents de lait,* du moins sous le rapport de leurs caractères essentiels. Or voici ce qui m'a paru être la véritable expression des faits.

On a connu, dans tous les temps, des lapins chez lesquels les incisives croissent et s'enroulent, quand il arrive à ces dents de ne se point rencontrer, savoir, les supérieures en opposition à l'égard des inférieures, et quand elles sont ainsi privées de ressentir les effets de la détrition et de s'user successivement. Ceci s'applique particulièrement aux incisives antérieures, qui ne tombent jamais : telles ces dents ont été une première fois produites, telles elles se maintiennent et continuent de croître. Ce fait vient d'être de nouveau établi, et l'a été cette fois expérimentalement; d'abord à Gênes par M. le docteur Lavagna, et depuis, à Paris, par M. le docteur Oudet. Ce dernier a publié sur ce point une dissertation curieuse, intitulée : *Expériences sur l'accroissement continué et la reproduction des dents chez les lapins.*

Quand on a prononcé le mot de *dents de lait,* on croit avoir tout expliqué : je vois cela tout différemment. On rapporte des faits d'un grand intérêt chirurgical sans doute, et qui excitent au plus haut degré la sollicitude des mères dans l'espèce humaine ; mais ce mot de *dents de lait,* emprunté au langage des nourrices, est fort malheureusement imaginé pour la physiologie ; car il n'y a aucune connexion essentielle entre ces dents et la lactation : ce sont choses contemporaines, et voilà tout. On le sait, on l'a dit ; mais cependant l'influence des mots mal imaginés, s'ils sont significatifs, ne manque jamais d'obséder l'esprit et de l'entraîner.

Élevez-vous au contraire dans cette question ; ne restez pas uniquement praticiens ; voyez les faits indépendamment d'une coïncidence d'époques, surtout quand vous savez qu'elle est fortuite ; portez enfin sur ces faits le coup d'œil du physiologiste. Tous les mammifères sont d'abord lactivores, mais tous ne sont pas soumis à un même régime en ce qui concerne la chute et le renouvellement de certaines dents. Chez l'homme lui-même, il est des dents qui ne sont jamais renouvelées ; dès que la lactation est indifférente à ces événements, cherchez ailleurs ce qui les provoque et les détermine.

Le sang afflue abondamment dans les formations fœtales vers les organes des sens et vers les dents. Mais bientôt cette grande affluence s'en va décroissant, au fur et à mesure que les parties de la face et de l'encéphale gagnent en développement, et que, pour cet effet, elles exigent une plus grande quantité des éléments assimilables ; car c'est pour ainsi dire un trop plein de l'aorte ascendante qui va s'écouler du côté des dents : s'il y a moins de ces excédants chez une espèce que chez une autre, il y existe aussi une moindre quantité de parties dentaires. J'y ai apporté la plus grande attention, et j'ai remarqué que ce sont les animaux les plus élevés en organisation chez lesquels se trouve le plus de ces excédants et qu'on distingue en même temps à ces caractères : coexistence des trois sortes de dents, plus grande complication, agglomération, entassement et quelquefois même engagement de tous les éléments dentaires ; et mieux, qu'on distingue, en ce que ces êtres fourmillent de pareils éléments au-delà de ce que les arcades maxillaires en peuvent recevoir à leurs bords : ce qui contraint ces éléments à végéter en quelque sorte dans leurs sillons alvéolaires, jusqu'à ce qu'ils soient atrophiés et détruits ; comme dans l'observation que j'ai autrefois donnée par rapport à la baleine, ou bien jusqu'à ce qu'ils se fassent jour pour être produits et pour devenir des dents de remplacement.

Aux premières époques de l'âge fœtal, le sang afflue, aux confins de l'être antérieurement, c'est-à-dire dans les maxillaires, au point de suffire à la formation d'une double rangée de dents : les unes qui sortent les premières sont portées en dehors ; et les autres qui restent, contenues en dedans. Dans les époques suivantes, cette affluence est en partie détournée, pour profiter davantage aux parties de la tête qui prennent leur dernier caractère. Une seule rangée dentaire est alors efficacement nourrie : il y a conséquemment atrophie à l'égard de l'autre rangée : dans ce cas, des dents qui ne sont plus nourries cèdent naturellement leur place à des dents en plein travail.

M. Cuvier a poursuivi avec autant de persévérance que de sagacité un fait curieux concernant les dents molaires des rongeurs, pour le généraliser dans toute cette famille : il s'est assuré que, des quatre molaires dans chaque mâchoire et de chaque côté, il n'y en avait qu'une, l'antérieure, qui changeât. Après avoir acquis ce fait au sujet du castor, du porc-épic, de l'agouti et du paca, il le pressentit en ce qui concernait le cochon-d'inde : « Mais, dit-il page 5 du volume déjà » cité des *Ossements fossiles*, mais pour saisir dans le cochon- » d'inde l'instant où la dent de remplacement est encore » fraîche et non usée, il faut recourir à un sujet très jeune ; » et ce qui est encore plus singulier, pour voir la dent de lait » en place, il faut l'observer quelques jours avant la naissance. » Ces molaires tombent, chez le cochon-d'inde, pendant qu'il

» est encore dans le ventre de sa mère. Ce ne seraient donc » plus des dents de lait, mais des dents d'*utérus*. » Ce fait est à tous égards d'un grand intérêt; j'eusse cependant préféré une autre locution pour l'exprimer.

J'ai, sur les prétendues incisives des rongeurs, des opinions qui ne vont rien moins qu'à les déterminer et qu'à les déclarer des canines. Mais, pour n'avoir point à anticiper sur la discussion qui sera l'un des sujets de ma seconde partie, j'ai continué à les nommer conformément au langage employé jusqu'ici.

Toutefois je ne terminerai pourtant point cette note sans faire remarquer, quant à la troisième paire de dents chez le lapin qui m'a rappelé des faits d'analogie à l'égard du kanguroo, qu'on peut expliquer son existence dans l'ancienne manière de considérer les dents de lait, tout aussi naturellement que par les idées qui m'avaient fait pressentir que cette paire pourrait un jour être aperçue; je le répète, l'un de ces système n'exclut pas l'autre.

NEUVIÈME NOTE.

(Voyez page 35.)

Sur des blocs de dents réunies pathologiquement, observés chez l'homme et sur le cheval.

M. le docteur Oudet, membre de l'Académie royale de médecine, l'un des chirurgiens dentistes en grande réputation dans la capitale, fit, étant en 1809 élève interne des hôpitaux, à un homme de trente ans l'extraction d'un bloc dentaire qu'il détacha du maxillaire inférieur en arrière de la canine droite. Cette masse, sur laquelle M. Oudet présenta un mémoire, donna lieu à un rapport dans le sein de la société de la Faculté de médecine, et à une discussion dans ses *Bulletins*. (Voyez *Bulletins de la Faculté de médecine de Paris* et *de la société établie dans son sein*, 1821, n° 1, pag. 369.) En considérant le bloc en question, que nous avons fait représenter (pl. I, fig. 18), comme une masse de dents agglomérées, on en prendra, je crois, une idée plus vraie que celle qu'en donne le rapport de MM. les commissaires de cette ancienne société. Car, 1° considérer cette masse comme un cas d'exostose, c'est lui rendre propres toutes les explications physiologiques qui ne conviennent qu'à des dépendances du système osseux : nous les rejetons au contraire dans le cas présent, où il n'est réellement question que d'une matière pierreuse, vitrifiée et entièrement étrangère à toute opération organique; 2° puis, attribuer les parties de cette masse à des moitiés de couronne d'incisives et de canines, ce serait aussi méconnaître une des règles les plus certaines des sciences naturelles, *le principe des connexions*. La masse dentaire, en raison de la place qu'elle occupait, paraît avoir été formée avec les parties élémentaires des petites molaires. L'influence pathologique n'aura eu d'autre résultat que de rassembler en une masse informe des éléments dentaires qui, sans ce désordre, se fussent groupés parallèlement ensemble. Ce n'est donc qu'à cause du défaut de cette association régulière que nous voyons dans la masse figurée n° 18 tous les éléments des dents molaires ramenés, quant à leur groupement, à la condition d'une dent solitaire, et, quant à leur forme, à des apparences de dents incisives et de dents canines. Il suit, de ce que nous avons développé dans tout le cours de cet écrit, que ces formes sont naturellement reproduites les mêmes, en vertu de l'isolement de chaque élément, puisque toutes les autres apparences qui caractérisent les molaires ne leur viennent que du mode de leur agglomération.

Cette pièce pathologique, qui est fort rare et qui est d'un si grand intérêt pour la science, appartient à M. Miel, qui a bien voulu me permettre d'en disposer.

M. le docteur Emmanuel Rousseau, employé dans les travaux d'anatomie du Jardin du Roi, a préparé pour nos collections anatomiques le maxillaire supérieur d'un cheval âgé de deux ans. Ce sujet avait sa quatrième molaire dans le cas de la masse dentaire dont nous venons de parler. Le volume de cette molaire est considérable; sa partie centrale est évidée et tuberculeuse; les lames du principal noyau ont acquis une épaisseur et une densité d'ivoire; et plusieurs des éléments dentaires sont irrégulièrement rejetés et soudés en différents sens sur les flancs de la masse principale. J'ai fait scier cette dent, et sa coupe m'a vivement intéressé, par sa ressemblance avec celle de certains rochers à lames épaisses, denses et réellement éburnées. Ce serait trop sortir du sujet général de cet opuscule que de donner ici les conséquences de pareils rapports.

Le même docteur en médecine, M. Rousseau, possède une dent de cheval isolée, aplatie, et d'un décimètre dans sa plus grande largeur : elle reproduit beaucoup mieux encore que la précédente le fait représenté fig. 18. J'ai compté jusqu'à quatre-vingts petits et moyens sommets annonçant autant d'éléments dentaires : ils sont accumulés en tous sens, c'est une confusion inextricable.

Je répète souvent, et peut-être qu'à force de me l'entendre dire, quelques personnes y donneront enfin attention; je répète souvent qu'il n'est guère de cas pathologiques, de cas de monstruosités, dont on ne retrouve les combinaisons bizarres dans quelques espèces, et y devenant des cas réguliers. Cela est en effet, eu égard au bloc monstrueux que nous avons figuré n° 18; la dernière molaire des cochons, principalement celle de leur mâchoire supérieure, est en tous points une répétition parfaite de ce bloc détaché d'une mâchoire humaine. Cette dernière molaire des cochons (Voy. pl. III, fig. 5) est également formée par un amas fort irrégulier d'éléments dentaires, grands, moyens et petits : aucun ne se répète sur les côtés, aux extrémités ou dans le centre. Ces blocs sont plus alongés chez le cochon et plus ramassés en poire dans le cas monstrueux, objet du n° 18. Or c'est en quoi seulement consiste la différence des deux pièces. Les dents molaires du cochon peuvent former un morceau intéressant de cabinet : il est à la portée de tout le monde.

Le même article des Bulletins de l'ancienne société de médecine rapporte encore, comme un cas d'exostose, un autre fait de dents agglomérées, que M. le docteur Oudet avait également présenté à cette société. L'objet de cette communication, qui est en la possession de cet habile dentiste, m'a été par lui confié : j'en donne, avec son agrément, une représentation, pl. II, fig. 2, 3 et 4.

Cette pièce est justement signalée, dans le rapport des commissaires, comme un morceau unique dans son genre : cependant, sous le point de vue qui m'occupe, elle ne fait que reproduire le fait dont j'ai traité page 33. Ce sont deux dents soudées ensemble, à la vérité dans une condition si nouvelle et si singulière, que je ne suis point surpris qu'on ait méconnu cette circonstance, et qu'on ait attribué ce fait d'association à un cas d'exostose.

Les deux dents sont situées verticalement, l'une sur l'autre : celle dans la condition normale s'est naturellement portée au dehors de l'alvéole, l'autre n'en a pas quitté le fond. L'externe ou la normale occupait à la mâchoire inférieure la place d'une troisième molaire : elle se conserva saine chez un sujet du sexe féminin âgé de 60 ans. L'anomalie vint d'une semblable dent, qui se développa au-dessous et qui fût privée d'une issue pour se produire extérieurement. Ainsi l'une des dents était et resta régulière ; et, en effet, ce n'est que fort tardivement que ses racines, encore nettement visibles (lett. *a* et *b*, fig. 2), furent atteintes et en partie enveloppées. La dent logée profondément fut donc une production récente: tenue à se creuser une sorte de lit, elle eut à vaincre la résistance des parois de son alvéole. Ainsi cette production n'occasiona pas un état maladif par perte de substance ou par carie qui eût vicié quelque organe. Ce cas, sans doute unique dans les fastes de la science, fut causé par un sur-développement qui laissa en repos l'ancienne dent; mais cette superfétation engendra une douleur d'un caractère inconnu jusqu'alors, une douleur atroce, puisqu'elle fut continue et progressive. La dent extérieure était restée saine; ce qui fit qu'on refusa plusieurs fois de l'extraire. . . . .

Il est évident que la grosse tubérosité du bloc est une seconde dent, qui, dans la lutte d'elle s'agrandissant et des parois alvéolaires y opposant de la résistance, aura pris une forme sphéroïdale: elle montre, vers l'un des côtés (lett. *c, d, e, f,* fig. 5), un sommet formé de quatre chapiteaux, et, plus bas (lett. *g, h,*), une gorge qui répond au collet d'une dent. Au côté opposé (lett. *i*, fig. 4), est au contraire une bosselure avec un point saillant dans le centre, s'annonçant comme le rudiment des racines. La résistance des parois aura porté la substance sécrétée ou transsudée à pénétrer plus avant et plus intimement, de manière à augmenter de plus en plus la densité du corps dentaire, dont une coupe (fig. 6) se montre en effet sous l'aspect de l'ivoire le plus compacte.

Entre les deux dents, est une toute autre substance transparente vitreuse, moins dense, d'un blanc bleuâtre, et si semblable enfin avec la partie cémenteuse ou corticale, ou, autrement, avec le *crusta petrosa,* qui réunit les lamelles dentaires des éléphants, que ce sont ces caractères qui m'ont d'abord mis sur la voie, et qui m'ont fait démêler cette agglomération dentaire.

Au résumé, voilà un autre fait de dents soudées ensemble; mais ce cas offre un plus grand intérêt, puisqu'il nous donne à connaître une soudure exerçant son action verticalement. C'est un fait à répandre une vive lumière sur certaines formations normales de dents composées chez les mammifères.

Je tirerai parti de cette observation quand, m'occupant de la formation des dents des mammifères, j'en viendrai à exposer celle des dents les plus compliquées, *dents doublement composées*, comme celles, par exemple, des rhinocéros, des hippopotames, et de tous les *vrais* pachydermes; réserve qui exclut l'éléphant, aussi différent des pachydermes par la forme de ses molaires, *dents simplement composées*, que par tous ses autres principaux caractères.

TABLE DES MATIÈRES

DE LA PREMIÈRE PARTIE,

OU

SYSTÈME DENTAIRE DES OISEAUX.

PREMIER APPENDIX.

NOTES ET ÉCLAIRCISSEMENTS TOUCHANT LES QUESTIONS TRAITÉES DANS LA PREMIÈRE PARTIE.

FIN DE LA TABLE.

Système Dentaire des Oiseaux. Pl. I.

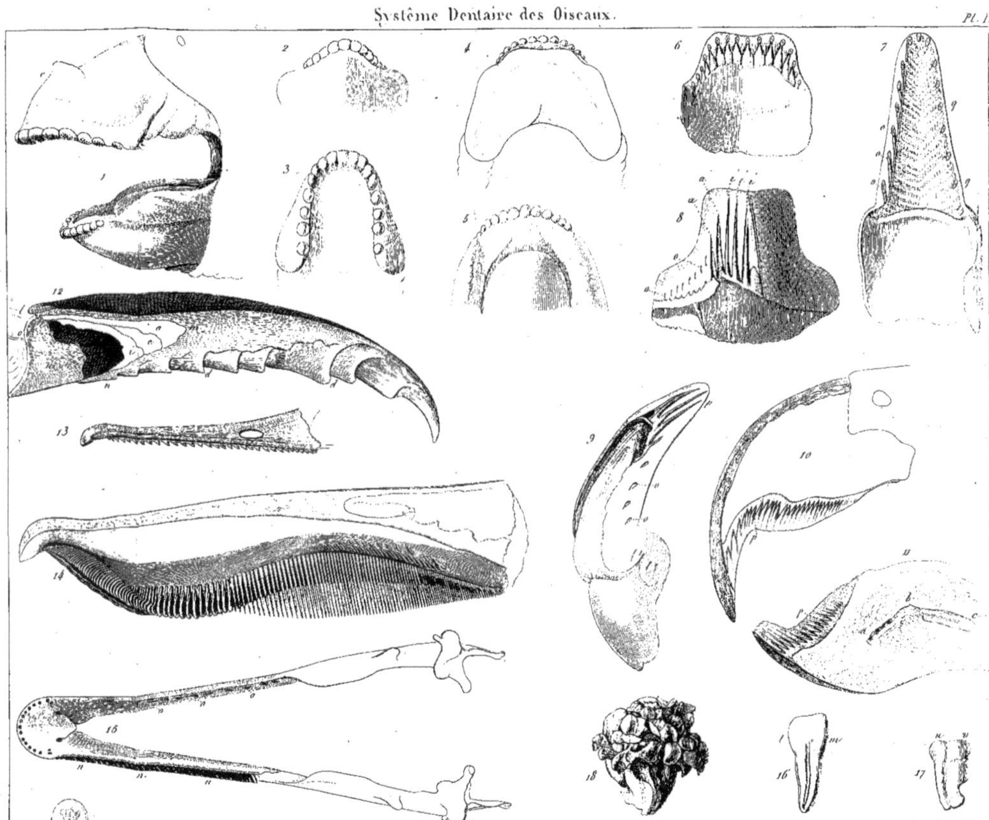

1 à 11 Perroquet . 12 Toucan . 13 Harle . 14 Souchet . 15 Canard . 16 à 18 Dents anomales chez l'Homme.

www.ingramcontent.com/pod-product-compliance
Ingram Content Group UK Ltd.
Pitfield, Milton Keynes, MK11 3LW, UK
UKHW012242240726
13966UKWH00003B/1234

9 782011 746993